中医经典能力等级考试辅导丛书

中医经典能力等级考试考前冲刺4套卷

（三级）

主　编　魏凯峰（南京中医药大学）

　　　　毕　蕾（南京中医药大学）

副主编　岳滢滢（湖北中医药大学）

　　　　刘　舟（南京中医药大学）

　　　　汪伯川（南京中医药大学）

编　委　（以姓氏笔划为序）

　　　　丁　超（南京中医药大学）

　　　　王慧如（湖北中医药大学）

　　　　李倩倩（山东中医药大学）

　　　　周　贤（湖北中医药大学）

　　　　周　欣（南京中医药大学）

　　　　郑子安（贵州中医药大学）

中国健康传媒集团 · 北京

中国医药科技出版社

内 容 提 要

本书依据《全国中医经典能力等级考试大纲》的要求编写而成。书中内容分为两部分，第一部分为三级模拟试题，内容、难度及题型设计均围绕考点和考核要求；第二部分为参考答案，方便读者查阅和参照，具有较强的针对性和适用性。本书适用于参加中医经典能力等级考试（三级）的考生复习备考使用，也可作为中医经典学习的强化练习。

图书在版编目（CIP）数据

中医经典能力等级考试考前冲刺 4 套卷. 三级 / 魏凯峰，毕蕾主编. -- 北京：中国医药科技出版社，2025. 9. --（中医经典能力等级考试辅导丛书）. -- ISBN 978-7-5214-5533-5

Ⅰ. R2-44

中国国家版本馆 CIP 数据核字第 20256GE487 号

美术编辑	陈君杞
责任编辑	刘孟瑞
版式设计	友全图文

出版　**中国健康传媒集团**｜中国医药科技出版社

地址　北京市海淀区文慧园北路甲 22 号

邮编　100082

电话　发行：010 - 62227427　邮购：010 - 62236938

网址　www.cmstp.com

规格　787 × 1092mm $\frac{1}{16}$

印张　4

字数　80 千字

版次　2025 年 9 月第 1 版

印次　2025 年 9 月第 1 次印刷

印刷　北京侨友印刷有限公司

经销　全国各地新华书店

书号　ISBN 978-7-5214-5533-5

定价　**49.00 元**

获取新书信息、投稿、为图书纠错，请扫码联系我们。

目录
CONTENTS

冲刺试卷

参考答案

冲刺试卷（一）

（考试时间100分钟）

题型	词语解释	判断题	单项选择题（A₁型）	单项选择题（A₂型）	多项选择题	能力题（病案分析）	总分
题分	8	12	40	20	8	12	100
得分							

一、词语解释（8题，每题1分，共8分）

1. 瞀瘛

2. 神不使

3. 伤寒

4. 心下支结

5. 疟母

6. 冷劳

7. 主客浑受

8. 治外感如将

二、判断题（24题，每题0.5分，共12分）

1.《素问·评热病论》中强调劳风的治疗要使邪有出路。（　）

2.《素问·脏气法时论》曰："心苦缓，急食甘以缓之。"（　）

3.《灵枢·营卫生会》中"太阴主内"理解为太阴脾主持内脏活动。"太阳主外"理解为太阳膀胱经主持卫外功能。（　）

4.《灵枢·本神》认为肝气虚则悲。（　）

5.《素问·至真要大论》曰："诸痉项强，皆属于风。"（　）

6.《素问·咳论》曰："治脏者治其俞，治府者治其合，浮肿者治其经。"（　）

7. 服桂枝汤后啜热粥，并加衣被，使全身微汗，是既助汗源，又防伤正之法。（　）

8. 伤寒脉滑而厥者，宜用四逆汤。（　）

9. 芍药甘草汤方治疗脚挛急是酸甘化阴之效。（　　）

10. 戴阳证其人面色赤是虚阳被寒邪所格柜。（　　）

11. 《伤寒论》六经病的治疗原则是"扶阳气、存阴液。"（　　）

12. 脏结，如结胸状，饮食如故，时时下利，寸脉浮，关脉小细沉紧。（　　）

13. "据脉论理"是《金匮要略》的脉诊学术特色。（　　）

14. 胃虚有热呃逆，以橘皮竹茹汤主之。（　　）

15. 痉病的主要临床表现是颈项强急、口噤、背反张等筋脉拘急症状。（　　）

16. 寒疝发则白汗出，是因剧烈疼痛而出的冷汗。（　　）

17. 头中寒湿证脉大，表示病位在上在表。（　　）

18. 支饮咳喘服小青龙汤后引发冲气上逆，经桂苓五味甘草汤治疗，冲气已平而寒饮复动，可用苓甘五味姜辛汤治疗。（　　）

19. 战汗后，但诊其脉，若虚软和缓，倦卧不语，汗出肤冷，为气脱之证。（　　）

20. 春温一证，由冬令收藏未固，昔人以冬寒内伏，藏于少阳，入春发于少阴。（　　）

21. 太阴内伤，湿饮停聚，客邪再至，内外相引，故病湿热。（　　）

22. 伏暑者，阴气先伤，又因于暑，阳气独发也。（　　）

23. 温病，舌不拘何色，舌上生芒刺者，皆是上焦热极。（　　）

24. 湿热病在阳明太阴二经之表者，多兼厥阴风木；病在二经之里者，每兼少阳三焦。（　　）

三、单项选择题（A₁型，40 题，每题 1 分，共 40 分）

1. 《素问·至真要大论》中"诸寒之而热者取之阴"用于（　　）

    A. 实寒证　　　　　　　　　　B. 实热证

    C. 虚寒证　　　　　　　　　　D. 虚热证

    E. 热厥证

2. 据《素问·平人气象论》原文，"乳之下，其动应衣"属于（　　）

    A. 心气外泄　　　　　　　　　B. 宗气外泄

    C. 阳气外泄　　　　　　　　　D. 脉气外泄

    E. 阴气外泄

3. 《素问·平人气象论》中的"脏真"指的是（　　）

    A. 脏气衰微真相　　　　　　　B. 五脏真元之气

    C. 真脏脉别称　　　　　　　　D. 肾中所藏真气

    E. 肾阴肾阳

4. 《素问·五脏别论》中"凡治病，必察其下"的"下"是指（ ）

    A. 大小便   B. 月经

    C. 下焦   D. 小便

    E. 魄门

5. 据《灵枢·营卫生会》所述，老年人睡眠不好的病机是（ ）

    A. 心肾不交   B. 阴虚火旺

    C. 肝脾不和   D. 营气衰少而卫气内伐

    E. 肝肾阴虚

6. 据《素问·调经论》所述，风雨之伤人也，先客于皮肤，传入于（ ）

    A. 络脉   B. 孙脉

    C. 筋骨   D. 经脉

    E. 肌肉

7. 据《素问·异法方宜论》，地域不同，发病各异，东方之域，其病多（ ）

    A. 生于内   B. 痿厥寒热

    C. 为痈疡   D. 脏寒生满病

    E. 挛痹

8. 根据《素问·咳论》所述，下列不属于心咳症状的是（ ）

    A. 咳则心痛   B. 喉中介介如梗状

    C. 甚则咽肿   D. 甚则喉痹

    E. 气喘

9. 《素问·热论》少阳病的症状为（ ）

    A. 胸胁痛而耳聋   B. 口苦，咽干，心烦

    C. 胸胁苦满   D. 寒热往来

    E. 默默不欲饮食

10. 《素问·痿论》指出骨痿的病因主要是（ ）

    A. 房劳太甚，伤精损阴   B. 思想无穷，所愿不得

    C. 远行劳倦，适逢大热   D. 有渐于湿，以水为事

    E. 久痹不已，传而为痿

11. 关于桂枝汤治疗太阳中风证的用法，叙述错误的是（ ）

    A. 服已须臾，啜热稀粥一升

    B. 温服令一时许，汗出如水流漓

C. 若一服汗出病差，停后服，不必尽剂

D. 病重者，一日一夜服，周时观之

E. 上五味，㕮咀，以水数升，微火煮取三升，去滓，适寒温

12. 桃核承气汤证的主要证候是（   ）

    A. 如狂，少腹急结　　　　　　　　B. 发狂，少腹硬满

    C. 惊狂，卧起不安　　　　　　　　D. 惊痫，时瘛疭

    E. 身黄，脉沉结

13. 桂枝去芍药加蜀漆牡蛎龙骨救逆汤，适用于（   ）

    A. 过汗，心阳虚损而惊悸　　　　　B. 过汗，心阳虚损而烦躁

    C. 误火，心阳虚衰而惊狂　　　　　D. 误下，邪气弥漫而烦惊

    E. 以上都不适用

14. 厚朴生姜半夏甘草人参汤主治（   ）

    A. 热扰胸膈，腑气不通的腹满　　　B. 胃肠燥实的腹满

    C. 脾虚气滞的腹满　　　　　　　　D. 脾虚运化失职，寒湿内盛的腹满

    E. 以上都不是

15. 小结胸证的治法是（   ）

    A. 逐水破结　　　　　　　　　　　B. 清热涤痰开结

    C. 泻热逐水　　　　　　　　　　　D. 泻热破结

    E. 以上都不是

16. 下列除哪项外，均为痞证可见之症（   ）

    A. 痞　　　　　　　　　　　　　　B. 痞硬满

    C. 疼痛　　　　　　　　　　　　　D. 呕吐

    E. 下利

17. 据原文，正阳阳明是指（   ）

    A. 脾约　　　　　　　　　　　　　B. 胃家实

    C. 大便难　　　　　　　　　　　　D. 热结旁流

    E. 以上都不是

18. 小承气汤证的脉象是（   ）

    A. 脉沉实　　　　　　　　　　　　B. 脉沉迟有力

    C. 脉浮滑　　　　　　　　　　　　D. 脉滑而疾

    E. 趺阳脉浮而涩

19. 原文："伤寒瘀热在里，身必黄，_____主之。"（ ）

    A. 茵陈蒿汤
                B. 栀子柏皮汤

    C. 抵当汤
                D. 麻黄连轺赤小豆汤

    E. 以上都不是

20. 下列除哪项外，均为小柴胡汤的功能（ ）

    A. 寒温并用，扶正祛邪
    B. 和解少阳，以利枢机

    C. 疏利三焦，调达上下
    D. 宣通内外，和畅气机

    E. 外散风寒，内清郁热

21. 根据色脉与季节的关系，下列属于正常的情况是（ ）

    A. 夏季色黑脉沉
    B. 秋季色白脉浮

    C. 冬季色黄脉缓
    D. 春季色白脉浮

    E. 秋季色红脉洪

22. 不会出现弦脉的证是（ ）

    A. 痉病
    B. 胸痹

    C. 痰饮
    D. 疟病

    E. 血痹

23. 阴毒病的典型症状包括（ ）

    A. 面赤斑斑如锦纹
    B. 咽喉痛

    C. 唾脓血
    D. 身痛如被杖

    E. 小便数

24. 《金匮要略》中，治疗疟病的方剂不包括（ ）

    A. 蜀漆散
    B. 牡蛎汤

    C. 柴胡去半夏加栝楼汤
    D. 栝楼牡蛎散

    E. 柴胡桂姜汤

25. 防己地黄汤主治中风何证（ ）

    A. 血虚夹风
    B. 阳热内盛

    C. 正虚邪中
    D. 痰瘀阻络

    E. 经络受邪，凝滞不通

26. 崔氏八味丸不可治下列何证（ ）

    A. 脚气病
    B. 咳嗽上气

C. 痰饮
D. 小便不利

E. 消渴

27. 《千金》生姜甘草汤证之渴症的病机在于（　　）
A. 里热炽盛
B. 气阴两虚
C. 饮邪内停
D. 饮郁化热
E. 瘀热内结

28. 九痛丸的药物组成不包括（　　）
A. 附子
B. 巴豆
C. 人参
D. 桂枝
E. 干姜

29. 根据三焦及胃肠寒热病机与症状对应关系的表述，错误的是（　　）
A. 热在上焦，咳而肺痿
B. 热在中焦，大便坚硬
C. 热在下焦，尿血、淋秘不通
D. 大肠有寒，下重便血
E. 小肠有热，必痔

30. 《金匮要略》中治疗金疮的方剂是（　　）
A. 王不留行散
B. 大黄牡丹汤
C. 排脓散
D. 黄连粉
E. 薏苡附子败酱散

31. 燥气化火，清窍不利者，_____主之（　　）
A. 桑菊饮
B. 桑杏汤
C. 翘荷汤
D. 清燥救肺汤
E. 栀子豉汤

32. 下焦温病，热深厥甚，脉细促，心中憺憺大动，甚则心中痛者，治宜（　　）
A. 大定风珠
B. 加减复脉汤
C. 一甲复脉汤
D. 二甲复脉汤
E. 三甲复脉汤

33. 热邪久羁，吸烁真阴，或因误表，或因妄攻，神倦瘛疭，脉气虚弱，舌绛苔少，时时欲脱者，治宜（　　）
A. 大定风珠
B. 加减复脉汤
C. 一甲复脉汤
D. 二甲复脉汤
E. 三甲复脉汤

34. 《温病条辨》提到温病"但热不恶寒而渴者，辛凉平剂银翘散主之。"不包括的温病类型是（　　）

    A. 风温　　　　　　　　　　　　B. 温热

    C. 温疟　　　　　　　　　　　　D. 温疫

    E. 冬温

35. 阳明温病，舌黄燥，肉色绛，不渴者，邪在血分，治宜（　　）

    A. 清宫汤　　　　　　　　　　　B. 清营汤

    C. 犀角地黄汤　　　　　　　　　D. 清瘟败毒饮

    E. 神犀丹

36. 湿郁三焦，脘闷，便溏，身痛，舌白，脉象模糊，治宜（　　）

    A. 一加减正气散　　　　　　　　B. 二加减正气散

    C. 三加减正气散　　　　　　　　D. 四加减正气散

    E. 五加减正气散

37. 温疫病，舌白如粉而滑，四边色紫绛，病位在（　　）

    A. 膜原　　　　　　　　　　　　B. 脾胃

    C. 三焦　　　　　　　　　　　　D. 肺

    E. 阳明

38. 治湿疟寒甚热微，身痛有汗，肢重脘懑，宜选用（　　）

    A. 雷氏芳香化浊法　　　　　　　B. 雷氏宣透膜原法

    C. 达原饮　　　　　　　　　　　D. 蒿芩清胆汤

    E. 三仁汤

39. 形似伤寒，但右脉洪大而数，左脉反小于右，口渴甚，面赤，汗大出者，名曰（　　）

    A. 暑温　　　　　　　　　　　　B. 春温

    C. 温毒　　　　　　　　　　　　D. 风温

    E. 温疫

40. 阳明温病，无上焦证，数日不大便，当下之，若其人阴素虚，不可行承气者，治宜（　　）

    A. 增液汤　　　　　　　　　　　B. 增液承气汤

    C. 新加黄龙汤　　　　　　　　　D. 宣白承气汤

    E. 牛黄承气汤

四、单项选择题（A₂ 型，20 题，每题 1 分，共 20 分）

1. 患者，男，68 岁。双膝屈伸不灵活，走路时，身体弯曲不能直立，经常依赖拐杖才能行走。据《素问·脉要精微论》提示患者（　　）
   A. 精神将夺　　　　　　　　B. 府将坏矣
   C. 肾将惫矣　　　　　　　　D. 筋将惫矣
   E. 骨将惫矣

2. 患者，女，51 岁。喜欢养生，每天都是早卧早起，公鸡打鸣就开始练五禽戏，随时注意保持情志的平稳。据《素问·四气调神大论》的描述，最符合患者养生规律的季节是（　　）
   A. 春季　　　　　　　　　　B. 夏季
   C. 长夏　　　　　　　　　　D. 秋季
   E. 冬季

3. 患者，男，56 岁。全身浮肿，舌质暗，苔薄白，脉浮。医生给以针刺，予血府逐瘀汤治疗。据《素问·汤液醪醴论》的内容，患者的治疗属于（　　）
   A. 通因通用　　　　　　　　B. 塞因塞用
   C. 开鬼门　　　　　　　　　D. 洁净腑
   E. 去宛陈莝

4. 患者，女，35 岁。衣着不整齐，思维混乱，狂言谵妄，据《素问·至真要大论》其病机为（　　）
   A. 风　　　　　　　　　　　B. 热
   C. 火　　　　　　　　　　　D. 湿
   E. 暑

5. 患者，男，65 岁。近日出现脑为之不满，耳为之苦鸣，头为之苦倾，目为之眩的症状，根据《灵枢·口问》分析原因可能是（　　）
   A. 上气不足　　　　　　　　B. 下气不足
   C. 肾气不足　　　　　　　　D. 肝气不足
   E. 心气不足

6. 患者，男，38 岁。嗳气频作胸脘满闷 3 月余，按之痞硬，呕吐少食，日渐消瘦，大便不利，小便尚可，舌苔水滑，脉弦细而滑。应当选用的治法为（　　）
   A. 和胃降逆，散水消痞　　　　B. 清热燥湿，凉肝解毒
   C. 和胃降逆，化痰下气　　　　D. 和解少阳，利胆和胃
   E. 润肠滋燥，缓通大便

7. 患者，女，25岁。发热，烦渴，少腹胀满疼痛，小便淋漓涩痛，带下黄色，月经正常，舌苔黄，脉滑。试分析其主证、病机，下列可选用的处方是（　　）

   A. 猪苓、茯苓、泽泻、阿胶、黄芩
   B. 猪苓、茯苓、泽泻、白术、桂枝
   C. 黄芩、黄连、阿胶、鸡子黄、芍药
   D. 生石膏、知母、炙甘草、粳米
   E. 猪苓、茯苓、泽泻、阿胶、滑石

8. 患者，女，66岁。患者右上腹反复疼痛40余年，复发10天，伴恶寒、发热、呕吐。就诊时，仍高热不退，腹痛加重，右上腹绞痛，硬满拒按，乍寒乍热，口苦频呕逆，大便秘结，舌红苔黄厚糙少津，脉滑数。其病属（　　）

   A. 太阳少阳合病
   B. 少阳阳明合病
   C. 三阳合病
   D. 太阳阳明合病
   E. 三阴病

9. 患者，女，83岁。发热5天，头昏痛，口干苦，胸胁胀满，大便3日未行，小便短赤。昨夜昏睡不能起床，四肢冰冷，体温38.8℃，苔白厚，脉弦而有力（　　）

   A. 四逆散
   B. 四逆汤
   C. 当归四逆汤
   D. 理中汤
   E. 小柴胡汤

10. 患者，女，38岁。患肢端动脉痉挛病数年余。两手指尖最初发白，继而青紫，发紧，麻木，厥冷，抽搐，置热水中则痛，右手指末梢破溃，中西药及针刺均未效。常有头晕，心悸，失眠，月经量少色淡。舌淡红，苔白，诊其脉均细弱。应采用的治法是（　　）

    A. 回阳益阴固脱
    B. 清热和胃，益气生津
    C. 温中散寒，扶阳救逆
    D. 暖肝温胃，降逆止呕
    E. 养血通脉，温经散寒

11. 患者，男，60岁。近半年来总感觉身体大不如前。日常活动后就容易出汗，且出汗时自觉心胸烦闷不适。同时，时常能感觉到自己的心跳异常，像是有停顿之感，然而日常行动却未受到明显限制，依旧能正常行走。医生为其诊脉，发现脉象时见歇止，即为脉结之象。伴随神疲乏力、面色无华、形体日渐消瘦等表现。该案辨病当治以（　　）

    A. 疏肝理气，解郁除烦
    B. 活血化瘀，通络止痛
    C. 益气滋阴，通阳复脉
    D. 清热化痰，宁心安神
    E. 温补肾阳，健脾止泻

12. 患者，男，38岁。因工作压力大，常感胸胁胀闷不舒，平素易情绪抑郁。外出办事时突遇暴雨，淋雨后即觉全身恶寒，肌肉酸楚，同时出现胃脘至胸胁部剧烈疼痛，呈阵发性绞痛，伴恶心欲呕。舌淡红、苔薄白，脉弦紧。根据上述病案，分析主要病因

病机是（   ）

    A. 饮食积滞，胃肠气滞   B. 外感风热，内结胃肠

    C. 寒邪外袭，少阳经气郁滞   D. 湿热内蕴，阻滞中焦

    E. 气血亏虚，经脉失养

13. 患者，女，40 岁。近日无明显诱因突发频繁呕吐，所吐之物多为清水痰涎。同时自觉心下部位胀满不适，似有堵塞之感。站立或活动时，常感头目眩晕，且伴有心慌悸动。观察其舌象，舌苔白腻，切其脉象，弦滑有力。详细询问得知，该患者平素喜食生冷瓜果，且喝水较多，脾胃运化功能渐弱。该案宜选的方药是（   ）

    A. 半夏、人参、白蜜   B. 半夏、干姜

    C. 半夏、茯苓、生姜   D. 半夏、生姜汁

    E. 半夏、生姜

14. 患者，女，32 岁。近日无明显诱因突发频繁呕吐，呕吐物为清稀痰涎，伴有胃脘部胀满不适。呕吐过后，患者感到口渴，十分想喝水。详细询问得知，该患者平素饮食不规律，喜食生冷。观察其舌象，舌苔白腻，切其脉象，滑而有力。该案可选择何方治疗（   ）

    A. 泽泻汤   B. 猪苓散

    C. 五苓散   D. 文蛤汤

    E. 猪苓汤

15. 患者，女，30 岁。产后 1 周，便出现身体极度虚弱的状况，面容憔悴，身形消瘦。腹中时常出现刺痛感，疼痛持续不停，整个人呼吸微弱，气息不足，说话也显得有气无力。且常感觉小腹拘急不舒，疼痛牵引至腰背部位，连正常的饮食都受到影响，食欲极为低下。刻诊：面色萎黄，唇口干燥，舌质淡，苔薄白，脉象细弱无力。该患者出现产后腹痛的主要病因病机是（   ）

    A. 肝郁气滞，瘀血内阻   B. 外感风寒，寒凝胞宫

    C. 产后血虚，脏腑失养   D. 饮食积滞，脾胃受损

    E. 湿热内蕴，阻滞气机

16. 患者，男，35 岁。2020 年 6 月 6 日就诊。患者半月前出现发热恶寒，头痛呕吐。当地医生杂投中西药无效，又用抗生素、抗病毒、激素等静脉滴注 6 天，诸症不减，遂来我处就诊。查患者发热恶寒，午后益甚（午后体温 39.7℃），头身疼痛，脘闷欲吐，食欲全无，面黄肌瘦，口不甚渴。舌苔白腻而干，脉濡细数。可选用的方药是（   ）

    A. 藿香正气散   B. 三仁汤

C. 雷氏清凉涤暑法　　　　　　D. 雷氏宣透膜原法

E. 连朴饮

17. 患儿，女，4岁。因发热1天，2024年4月10日初诊。刻下症见微发热，目赤，红疹密布全身，咳嗽阵作，舌苔薄白，质红，脉数。宜选用的方药是（　）

A. 银翘散

B. 桑菊饮

C. 清营汤

D. 银翘散加生地、丹皮、大青叶

E. 银翘散去豆豉加生地、丹皮、大青叶倍玄参方

18. 患者，女，41岁。2023年7月2日就诊。患者1周前外出卸货劳累后，始觉周身困重，随即发热，经治无效，热势渐增，一身尽痛。在某医院诊为感冒，用大剂头孢三嗪、病毒唑、地塞米松等静滴，并用银翘散、白虎汤、黄连解毒汤之类，如此6日，不见寸功。细诊患者其热甚则汗出，汗出则热退，旋即复起，反复不已，体温始终徘徊于38~41℃，患者头疼如蒙，一身困重，胸脘痞闷，口渴干腻。望其舌苔黄厚而腻，脉濡数。可选用的方药是（　）

A. 藿香正气散　　　　　　　　B. 三仁汤

C. 葛根黄芩黄连汤　　　　　　D. 白头翁汤

E. 连朴饮

19. 患者，男，75岁。9月份外感发热，予抗感染输液治疗后，热势已减，现有腹满胀，按之则痛，纳差，乏力，大便数日未行，舌淡苔白腻。下列诊断治疗最合理的是（　）

A. 脐以上为大腹，或满或胀或痛，此必邪已入里矣，表证必无

B. 表证已解，数日大便未行者，皆当下之

C. 可与小承气汤

D. 宜缓下，可与槟榔、青皮、枳实、元明粉、生首乌

E. 中有太阴湿聚，寒湿错杂，气壅为胀，当以别法治之

20. 患者，男，37岁。2天前无明显诱因出现发热，伴畏寒，腹泻，大便呈水样，每日2~3次，头痛，恶心。入院时症见持续高热，微恶寒，咽痛，口渴，腹泻，水样便，恶心欲呕，头痛身楚，舌质红，苔黄腻，脉数。宜选用的方药是（　）

A. 三仁汤　　　　　　　　　　B. 茯苓皮汤

C. 藿香正气散　　　　　　　　D. 甘露消毒丹

E. 葛根黄芩黄连汤

五、多项选择题（8题，每题1分，共8分）

1. 据《素问·五脏别论》五脏的功能和特点有（　）
   - A. 藏精气而不泻也
   - B. 泻而不藏
   - C. 传化物而不藏
   - D. 实而不能满
   - E. 满而不能实

2. 《素问·上古天真论》"肾气平均，真牙生而长极"见于（　）
   - A. 女子二七
   - B. 女子三七
   - C. 女子四七
   - D. 男子三八
   - E. 男子四八

3. 小青龙汤证中，属于"心下有水气"的临床表现有（　）
   - A. 咳
   - B. 干呕
   - C. 不渴
   - D. 喘
   - E. 头眩

4. 大陷胸丸证的症状有（　）
   - A. 心下硬满疼痛
   - B. 心痛彻背
   - C. 脉浮滑
   - D. 项强如柔痉状
   - E. 呕吐

5. 下列由"麻黄杏仁石膏甘草汤"加味而组成的方剂有（　）
   - A. 小青龙加石膏汤
   - B. 大青龙汤
   - C. 文蛤汤
   - D. 《古今录验》续命汤
   - E. 《千金》越婢加术汤

6. 狐惑病的外治方剂有（　）
   - A. 狼牙汤
   - B. 苦参汤
   - C. 百合洗方
   - D. 矾石丸
   - E. 雄黄熏方

7. 《温病条辨》，阳明下证，峙立三法为（　）
   - A. 热结液干之大实证，则用大承气
   - B. 热结液干之大实证，则用增液承气
   - C. 偏于热结而液不干者，旁流是也，则用调胃承气
   - D. 偏于热结而液不干者，旁流是也，则用大承气
   - E. 偏于液干多而热结少者，则用增液

8.《温热逢源》中论伏邪温病与伤寒病情异同，以下叙述正确的有（　　）

    A. 伤寒里无郁热，故恶寒不渴，溲清无内热。温邪则标见于外，而热郁于内

    B. 温邪虽外有表证，而里热先盛

    C. 温邪初起治法，即以清泄里热，导邪外达为主

    D. 伤寒初起，决无里热见证；温邪初起，无不见里热之证

    E. 盖感寒随时即发，则为伤寒；寒邪郁久，化热而发，则为温病

六、能力题（1题，共12分）

    请结合《黄帝内经》《伤寒论》以及温病学相关理论，论述对伏气温病的发病机制及初起治疗原则。

冲刺试卷（二）

（考试时间 100 分钟）

题型	词语解释	判断题	单项选择题（A₁型）	单项选择题（A₂型）	多项选择题	能力题（病案分析）	总分
题分	8	12	40	20	8	12	100
得分							

一、词语解释（8题，每题1分，共8分）

1. 四极急而动中

2. 头倾视深

3. 口不仁

4. 胸胁苦满

5. 胃反

6. 卒中恶

7. 开泄法

8. 暑痫

二、判断题（24题，每题0.5分，共12分）

1. 据《素问·热论》："两感于寒，正不胜邪，预后不佳。"（ ）

2. 《素问·疏五过论》："诊有三常，必问贵贱，问年少长，及欲君王。"（ ）

3. 《素问·脉要精微论》曰："夫脉者，血之府也，长则气病，短则气少，数则烦心，大则病进。"（ ）

4. 《素问·五脏别论》提出"病不许治者，病必不治，治之无功矣。"是言患者病情危重，故治之无功。（ ）

5. 寒者热之属于逆者正治。（ ）

6. 气口能反映足太阴脾的盛衰，故经文称"气口亦太阴也"。（ ）

7. 欲作奔豚证与奔豚证的主要区别在于程度轻重。（ ）

8. 四逆汤证、通脉四逆汤证、白通汤证只有轻重之别，并无本质差异。（ ）

9. 阳明病初起，可能有不发热而恶寒的病证。（ ）

10. 通脉四逆汤与四逆汤药味虽相同，但其功效却不相同。（ ）

11. 小青龙汤可用来治疗邪热壅肺的咳喘证。（ ）

12. 茯苓四逆汤用于治疗阴阳俱虚的烦躁证。（ ）

13. 奔豚气病特点是气从少腹循肝经上冲心胸。（ ）

14. 疟病自弦是指疟病的脉象只见弦脉。（ ）

15. 蜀漆散用于治疗温疟。（ ）

16. 证见面目青，身痛如被杖，咽喉痛者为阳毒。（ ）

17. 《千金》生姜甘草汤主治肺痿轻症。（ ）

18. 土瓜根散主治瘀血导致的经水不利。（ ）

19. 偏于热结而液不干者，旁流是也，则用小承气。（ ）

20. 时疫上焦有邪亦可下，若必待结至中、下二焦始下，则有下之不通而死者。（ ）

21. 若斑出热不解者，胃津亡也，主以甘寒，重则如玉女煎，轻则如梨皮、蔗浆之类。（ ）

22. 但伤寒邪热在里，劫烁津液，下之宜轻；此多湿邪内搏，下之宜猛。（ ）

23. 膜原者，外通肌肉，内近胃腑，即三焦之门户，实一身之半表半里也。（ ）

24. 凡温病脉，洪长滑数兼缓者易治，兼弦者难治。（ ）

三、单项选择题（A₁型，40题，每题1分，共40分）

1. 据《素问·阴阳应象大论》原文，喜伤心，胜喜者为（ ）

   A. 怒   B. 喜

   C. 思   D. 忧

   E. 恐

2. 下列不属于《素问·上古天真论》所述的养生法则的是（ ）

   A. 起居有常   B. 春夏养阳

   C. 恬恢虚无   D. 法于阴阳，和于术数

   E. 虚邪贼风，避之有时

3. 《素问·生气通天论》认为导致"大筋软短，小筋弛长"的原因是（ ）

   A. 湿热不攘   B. 寒湿内停

   C. 风湿相搏   D. 肺热叶焦

   E. 暑热内迫

4. 据《素问·五脏别论》原文，"恶于针石者，不可与言至巧"的"至巧"是指（ ）

   A. 极为灵巧   B. 心灵手巧

C. 至精的技巧　　　　　　　　　　D. 高深理论

E. 巧妙的针石技术

5. 据《素问·异法方宜论》，地域不同，发病各异，南方之域，其病多（　　）

A. 生于内　　　　　　　　　　　　B. 痿厥寒热

C. 为痈疡　　　　　　　　　　　　D. 脏寒生满病

E. 挛痹

6.《素问·五常政大论》认为，用药不可太过，小毒治病，当（　　）

A. 十去其五　　　　　　　　　　　B. 十去其六

C. 十去其七　　　　　　　　　　　D. 十去其八

E. 十去其九

7. 据《素问·咳论》所述"五脏之久咳，乃移于六腑"的传变规律，久咳不已，则（　　）

A. 胃受之　　　　　　　　　　　　B. 胆受之

C. 膀胱受之　　　　　　　　　　　D. 大肠受之

E. 三焦受之

8.《素问·热论》所述"热病已愈，时有所遗"的原因是（　　）

A. 感受邪气　　　　　　　　　　　B. 房事

C. 过劳　　　　　　　　　　　　　D. 七情内伤

E. 热甚而强食之

9.《素问·痹论》所述"脾痹"的症状是（　　）

A. 烦满而呕　　　　　　　　　　　B. 食饮不下，腹善满

C. 四肢解堕，发咳呕汁，上为大塞　D. 中气喘争，时发泄

E. 腹满下利

10.《素问·至真要大论》认为"诸热之而寒者，取之_____"（　　）

A. 热　　　　　　　　　　　　　　B. 寒

C. 阳　　　　　　　　　　　　　　D. 阴

E. 虚

11. 并病的含义是（　　）

A. 两经病归并一经　　　　　　　　B. 一经证候未罢，又出现另一经证候

C. 两经或三经证候同时出现　　　　D. 阳经与阴经病证的证候并见

E. 一经病证兼有其他证候

12. "太阳病，初服桂枝汤，反烦不解者"，根据病机变化，治宜（　　）

    A. 小柴胡汤　　　　　　　　　　B. 栀子豉汤

    C. 大青龙汤　　　　　　　　　　D. 桂枝汤

    E. 先刺风池，风府，却与桂枝汤

13. 大青龙汤证的治法是（　　）

    A. 外散风寒，内温里饮　　　　　B. 外散风寒，内清肺热

    C. 外散风寒，内清痰热　　　　　D. 外散风寒，内清胃热

    E. 外散风寒，内清郁热

14. 桃核承气汤证的治法是（　　）

    A. 清热化瘀，软坚散洁　　　　　B. 清热活血，分消湿热

    C. 活血化瘀，软坚散结　　　　　D. 活血化瘀，通下瘀热

    E. 以上都不是

15. 桂枝加桂汤中，更加桂二两的作用是（　　）

    A. 温通心阳　　　　　　　　　　B. 增强散寒作用

    C. 增强调和营卫　　　　　　　　D. 加强解表作用

    E. 平冲降逆

16. 小陷胸汤的组成是（　　）

    A. 黄连、黄芩、半夏　　　　　　B. 黄芩、半夏、栝楼皮

    C. 黄连、黄芩、半夏、栝楼皮　　D. 黄连、半夏、栝楼实

    E. 黄芩、半夏、栝楼实

17. 原文"伤寒三日，阳明脉_____"（　　）

    A. 浮数　　　　　　　　　　　　B. 浮滑

    C. 浮大　　　　　　　　　　　　D. 弦大

    E. 大

18. 根据原文下述除哪一项外，均可用大承气汤攻下（　　）

    A. 阳明病，发热汗多者

    B. 发汗不解，腹满痛者

    C. 三阳合病，腹满身重，难于转侧，口不仁面垢，谵语，遗尿，自汗出者

    D. 阳明病，谵语，有潮热，反不能食者

    E. 病人小便不利，大便乍难乍易，时有微热，喘冒不能卧者

19. 煎麻黄连轺赤小豆汤用（　）

    A. 清水　　　　　　　　　　B. 甘澜水

    C. 清浆水　　　　　　　　　D. 潦水

    E. 白饮

20. 下列对苦酒汤中"苦酒"的解释，正确的是（　）

    A. 米酒　　　　　　　　　　B. 黄酒

    C. 白酒　　　　　　　　　　D. 清酒

    E. 食用醋

21. "其目正圆者，痉，不治"，说法正确的是（　）

    A. 目睛转动灵活为痉病，预后不良　　B. 目睛直视固定为痉病，预后不良

    C. 目睛红肿疼痛为痉病，预后不良　　D. 目睛偏斜抽搐为痉病，预后不良

    E. 目睛畏光流泪为痉病，预后不良

22. 虚劳病的可见脉象，不包括（　）

    A. 浮大　　　　　　　　　　B. 芤迟

    C. 极虚　　　　　　　　　　D. 弦滑

    E. 结代

23. 大黄、䗪虫、桃仁三药配伍除了大黄䗪虫丸之外，还见于何方（　）

    A. 鳖甲煎丸　　　　　　　　B. 抵当汤

    C. 土瓜根散　　　　　　　　D. 王不留行散

    E. 下瘀血汤

24. 宿食病下利不欲食者，宜用何方（　）

    A. 小承气汤　　　　　　　　B. 大承气汤

    C. 瓜蒂散　　　　　　　　　D. 大柴胡汤

    E. 厚朴三物汤

25. 续命汤主治中风何证（　）

    A. 血虚夹风　　　　　　　　B. 阳热内盛

    C. 经络凝滞　　　　　　　　D. 痰瘀阻络

    E. 气血两虚，风寒痰热

26. 关于"积、聚、槃气"的鉴别，描述错误的是（　）

    A. 积为脏病，固定不移

    B. 聚为腑病，发作有时，痛处转移

C. 癥气为胁下痛，按之暂愈，反复发作

D. 积病属寒，聚病属热

E. 聚病预后较积病为佳

27. 根据《金匮要略》记载，《外台》乌头汤主治寒疝的主要症状是（　　）

A. 腹中冷痛，得温则减，便溏肢冷

B. 少腹拘急，阴囊肿痛，小便不利

C. 腹中绞痛，拘急不得转侧，手足厥逆

D. 绕脐疼痛，呕吐不止，苔白脉沉

E. 腰腹冷痛，遇寒加重，舌淡苔白

28. 桂苓五味甘草去桂加干姜细辛半夏汤方证中服用细辛、干姜后，若"渴反止"提示（　　）

A. 寒饮已化，津液得复　　　　　B. 热药伤津，需滋阴润燥

C. 支饮内停，水饮阻隔津液　　　D. 冲气上逆，气不化津

E. 脾胃虚弱，不能转输津液

29. "病者如热状，烦满，口干燥而渴，其脉反无热"的病机是（　　）

A. 阴虚内热，津不上承　　　　　B. 阳盛格阴，虚火外浮

C. 阴寒内盛，格阳于外　　　　　D. 瘀血内伏，阻滞津液

E. 湿热内蕴，耗伤阴液

30. 三物黄芩汤主治妇人产后感受四肢烦热，症见（　　）

A. 四肢苦烦热，头痛　　　　　　B. 四肢苦烦热，头不痛

C. 头痛发热，无汗恶寒　　　　　D. 腹痛下利，里急后重

E. 身痛腰痛，脉浮紧

31. 《湿热病篇》中湿热证，呕恶不止，昼夜不瘥，欲死者，其病机是（　　）

A. 心肾不交，脾胃不和，胃热呕吐

B. 肝肾阴虚，脾胃气虚，中焦失运

C. 肝胆湿热，横逆犯胃，胃气上逆

D. 肝胃不和，胃热炽盛，胃气上逆

E. 肺胃不和，胃热移肺，肺不受邪

32. 《温热逢源》中提出温病初起的症状，不包括（　　）

A. 骨节疼　　　　　　　　　　　B. 尺肤热

C. 头项强痛　　　　　　　　　　D. 口渴溲黄

E. 恶寒不渴

33. 《湿热病篇》中"阳湿伤表"的表现不包括（　　）

    A. 汗出而解　　　　　　　　　　B. 关节疼痛

    C. 身重　　　　　　　　　　　　D. 发热

    E. 恶寒

34. 据《广瘟疫论》，关于时疫下法的论述，正确的是（　　）

    A. 时疫下不厌迟　　　　　　　　B. 时疫在下其郁热

    C. 时疫下法与伤寒相同　　　　　D. 时疫在下其燥结

    E. 时疫里证当下，必待表证全罢

35. 《温病条辨》指出湿温病"脉缓身痛，舌淡黄而滑，渴不多饮，或竟不渴，汗出热解继而复热"，治宜（　　）

    A. 茯苓皮汤　　　　　　　　　　B. 三石汤

    C. 三加减正气散　　　　　　　　D. 黄芩滑石汤

    E. 三仁汤

36. 吴鞠通所谓湿温初起治疗"三禁"是指（　　）

    A. 吐下和　　　　　　　　　　　B. 汗下润

    C. 汗吐下　　　　　　　　　　　D. 清温消

    E. 清养透

37. 暑湿弥漫三焦证，治宜（　　）

    A. 黄芩滑石汤　　　　　　　　　B. 杏仁滑石汤

    C. 茯苓皮汤　　　　　　　　　　D. 三石汤

    E. 温胆汤

38. 清瘟败毒饮适用于（　　）

    A. 寒湿疫　　　　　　　　　　　B. 暑热疫

    C. 大头瘟　　　　　　　　　　　D. 湿热疫

    E. 烂喉痧

39. 吴鞠通所说的"辛凉重剂"是指（　　）

    A. 桑菊饮　　　　　　　　　　　B. 桑杏汤

    C. 白虎汤　　　　　　　　　　　D. 清营汤

    E. 银翘散

40. 太阴湿温，气分痹郁而哕者，宜选用（　　）

    A. 宣痹汤　　　　　　　　　　　B. 三仁汤

C. 杏仁滑石汤   D. 黄芩滑石汤

E. 银翘散

四、单项选择题（A₂型，20题，每题1分，共20分）

1. 患者，女，32岁。肌肤瘙痒3日。发无定处，瘙痒处经挠抓后可出现小红点，红点伴随疼痛，纳可，便调。据《素问·至真要大论》，患者的情况可能属于（　　）

A. 肝   B. 心

C. 脾   D. 肺

E. 肾

2. 患者，男，38岁。夏季背部汗疹满布，医生以滑石粉外擦。据《素问·生气通天论》的描述，患者汗疹的病因为（　　）

A. 汗出见风   B. 汗出阳郁

C. 汗出见湿   D. 汗出寒侵

E. 汗出血热

3. 患者，男，56岁。全身浮肿，舌质暗，苔薄白，脉浮。据《素问·汤液醪醴论》，下述治疗方法没有涉及的是（　　）

A. 活动四肢   B. 清淡饮食

C. 发汗   D. 缪刺法

E. 活血化瘀

4. 患者，男，55岁。腹部肿大，腹部皮肤麻木迟钝，腹部按诊，良久方起，腹部皮色不变。据《灵枢·水胀篇》，患者所患疾病为（　　）

A. 肤胀   B. 水胀

C. 臌胀   D. 肠蕈

E. 石瘕

5. 患者，女，65岁。言语轻微，难以接续，连续几天，说话内容重复。根据《素问·脉要精微论》分析原因可能是（　　）

A. 心气不足   B. 中气之湿

C. 神明之乱   D. 门户不约

E. 被夺气

6. 患儿，女，6岁。感冒3日而热不退，体温40℃，周身汗出，而热不为汗减，烦渴欲饮，口唇干燥，小便黄，大便尚可，舌苔黄，脉洪大。当拟定治法和方剂为（　　）

A. 清热燥湿，凉肝解毒；用白头翁汤

B. 辛凉清热；用银翘散

C. 清热和胃，益气生津；用竹叶石膏汤

D. 辛寒清热，益气生津；用白虎加人参汤

E. 滋阴润燥，清热利水；用猪苓汤

7. 患者，男，46 岁，干部。素喜食肥甘厚味，常吃辛辣之食物，形体壮实。始恶寒，继而发热，无汗。1 周后逐渐出现身目黄染，小便色黄如浓茶，脘痞纳呆，大便秘结。舌质红苔黄腻，脉滑而数。宜选用的方药是（ ）

A. 麻黄、连轺、杏仁、赤小豆、大枣、（桑白皮）、生姜、炙甘草

B. 栀子、黄柏、甘草

C. 茵陈、栀子、大黄

D. 茵陈、茯苓、泽泻、猪苓、白术

E. 茵陈、附子、干姜、炙甘草

8. 患者，男，56 岁。素有哮喘之疾，每遇感冒或过劳即发。近因劳动后汗出伤风，回家即觉恶寒发热，喘咳心悸，胸闷如石压，喉中觉有物上涌之状，张口吸气。服小青龙汤后，发热而大汗出，头昏眩难以自主，气陷欲脱，面青肢冷，心悸短气，喘咳不能平卧，静则稍好，动则更甚，小便不利，舌淡苔白，脉沉微。可选用的方剂是（ ）

A. 小柴胡汤　　　　　　　　　B. 四逆汤

C. 真武汤　　　　　　　　　　D. 理中汤

E. 苓桂术甘汤

9. 患者，年古稀。形体丰满，时吐清涎，每遇气候转变，遂发头痛，而以巅顶为剧，服温药则愈。近因家务繁忙，头痛频作，咳吐涎多，口淡乏味，不热不渴，畏寒特甚，杂服诸药罔效。舌润白苔，脉弦细滑。其病机为（ ）

A. 胃气上逆　　　　　　　　　B. 肝寒犯胃，浊阴上逆

C. 风寒袭表　　　　　　　　　D. 胃强脾弱

E. 肝郁乘胃

10. 患者，男，60 岁。暑日恣食生冷之品，患吐泻之疾，四肢厥冷，头汗淋漓，面焦唇白，目眶下陷，上吐食物，下泻水样便，不臭而腥，腹中雷鸣不痛，两足抽筋，舌苔白，脉微欲绝。应诊断为（ ）

A. 太阳伤寒证　　　　　　　　B. 呕吐

C. 腹泻　　　　　　　　　　　D. 少阳病

E. 伤寒霍乱

11. 患者，女，30 岁。近半年白带量明显增多，质地较为黏稠，颜色微微发黄。同时，月经周期也变得紊乱，原本规律的月经，如今 1 个月会来两次，每次月经量不算多，但经色紫暗，夹有血块，并且每次月经来临前及经期，少腹部都会出现胀满疼痛的感觉，疼痛有时会放射至腰骶部。平素工作压力大，长期久坐，运动较少。观察其舌象，舌色暗，边有瘀点，舌苔白腻，弦涩。分析该案的主要病因病机是（　　）
   A. 肝郁气滞，横逆犯脾　　　　　　B. 气血亏虚，冲任不固
   C. 瘀血阻滞，兼夹湿邪　　　　　　D. 寒凝血瘀，胞宫虚寒
   E. 湿热下注，损伤任带

12. 患者，男，45 岁。近期无明显诱因突发右侧胁下剧烈疼痛，疼痛呈持续性，位置较为固定。同时，他还出现了发热症状，体温徘徊在 38℃ 左右，自觉身体发冷，即便在温暖的室内也需添加衣物。观察其舌象，舌苔白腻，切其脉象，弦紧有力，大便干结，排便困难，且伴有脘腹痞满不适。根据上述病案，宜采用的治法为（　　）
   A. 疏肝理气，清热泻火　　　　　　B. 解表散热，和解少阳
   C. 温里散寒，通便止痛　　　　　　D. 健脾和胃，消食化积
   E. 清热利湿，疏肝利胆

13. 患者，女，35 岁。近日无明显诱因突发不适。就诊时，医生见其面色发青，询问得知她全身肌肉、骨骼疼痛剧烈，就像被棍棒击打一般，且咽喉部位疼痛难忍。这种情况已持续 4 天，期间自行服用过一些清热利咽的药物，但毫无效果。观察其舌象，舌色紫暗，舌苔薄白，脉象沉涩。该案宜选用的方药为（　　）
   A. 升麻鳖甲汤　　　　　　　　　　B. 升麻鳖甲汤去雄黄、蜀椒
   C. 土瓜根散　　　　　　　　　　　D. 大黄附子汤
   E. 猪苓散

14. 患者，男，42 岁。从事户外工作，夏日炎热，劳作后常大汗淋漓。因酷热难耐，直接跳入附近的小河中洗澡。此后不久，患者便感觉身体不适。进而全身出现浮肿，且持续发热，汗水不断渗出，同时伴有强烈的口渴感。汗水浸湿衣物后，衣服呈现出如同黄柏汁液般的正黄色。自觉身体沉重乏力，脉象沉滞。根据上述病案，可治疗此证的方剂为（　　）
   A. 桂枝加黄芪汤　　　　　　　　　B. 黄芪芍药桂枝苦酒汤
   C. 麻黄加术汤　　　　　　　　　　D. 防己黄芪汤
   E. 越婢加术汤

15. 患者，女，35 岁。平素嗜食辛辣油腻，近 1 周无明显诱因出现反复鼻腔出血，血色鲜红量多，同时伴有口腔牙龈出血，心烦失眠，口干口苦，胃脘灼热疼痛，大便秘结，

3 日未行。舌红苔黄腻，脉滑数。分析该案治当（　　）

  A. 益气摄血，健脾养血　　　　　B. 滋阴降火，凉血止血

  C. 清肝泻火，凉血止血　　　　　D. 清热泻火，凉血止血

  E. 温阳健脾，养血止血

16. 患者，男，50 岁。12 天前突发高热，曾服中药数剂，至今未退。近 3 日低热持续、遂即就诊。入院时体温 37.8C，伴口渴不已，心烦，四肢麻痹，舌红绛，薄黑而干脉细数。治疗宜选用（　　）

  A. 炙甘草、干地黄、生白芍、麦冬、阿胶、麻仁

  B. 黄连、乌梅、麦冬、生地、阿胶

  C. 青蒿、鳖甲、生地黄、知母、丹皮

  D. 生石膏、知母、甘草、粳米、人参

  E. 黄连、黄芩、白芍、阿胶、鸡子黄

17. 患者，男，14 岁。发热 10 余日经治后身热未退，遂即就诊，刻下见：入夜身热，体温 37.5℃、天明体温 36.9℃，热退无汗，纳可，舌红少，脉细略数。治疗宜选用（　　）

  A. 黄连、黄芩、白芍、阿胶、鸡子黄

  B. 金银花、连翘、竹叶、桔梗、薄荷、生甘草、荆芥、淡豆豉、杏仁、滑石

  C. 金银花、连翘、竹叶、荆芥、薄荷、牛蒡子、苇茎、豆豉、甘草、生地黄、丹皮、赤芍、麦冬

  D. 青蒿、鳖甲、生地黄、知母、丹皮

  E. 金银花、连翘、竹叶、荆芥、薄荷、牛蒡子、苇茎、生地黄、丹皮、大青叶、玄参、甘草

18. 患者，女，35 岁。8 月底就诊。症见发热，胸闷，潮热呕恶，烦渴自利，汗出溺短苔黄滑腻，脉滑数。治疗宜选用（　　）

  A. 宣清导浊汤　　　　　　　　　B. 三石汤

  C. 杏仁滑石汤　　　　　　　　　D. 新加香薷饮

  E. 藿朴夏苓汤

19. 患儿，男，8 岁。8 月 11 日，因空调房温度过低，傍晚发热，体温 38.5°C，恶寒无汗，头痛，脘闷心烦，口渴，苔薄腻，脉浮濡数。治疗宜选用（　　）

  A. 连朴饮　　　　　　　　　　　B. 甘露消毒丹

  C. 新加香薷饮　　　　　　　　　D. 三仁汤

  E. 黄连香薷饮

20. 患者，女，38 岁。症见身热不已，烦躁不安，胸膈灼热如焚，唇焦咽燥，口渴，齿龈肿痛，便秘，舌红苔黄，脉滑数。治疗宜选用（　　）
    A. 宣白承气汤
    B. 导赤承气汤
    C. 凉膈散
    D. 调胃承气汤
    E. 白虎汤

五、多项选择题（8 题，每题 1 分，共 8 分）

1. 据《灵枢·决气》篇所述，下列属于液的功能有（　　）
    A. 若雾露之溉
    B. 淖泽注于骨
    C. 骨属屈伸
    D. 泄泽补益脑髓
    E. 皮肤润泽

2. 下列属于《素问·玉机真脏论》所言"五实"症状的有（　　）
    A. 脉盛
    B. 皮热
    C. 前后不通
    D. 掉眩
    E. 闷瞀

3. 桂枝加厚朴杏子汤证与小青龙汤证均以喘为主证，其区别在于（　　）
    A. 前者表虚，后者表实
    B. 前者病程长，后者病程短
    C. 前者病情轻，后者病情重
    D. 前者无水饮，后者有水饮
    E. 前者无表证，后者有表证

4. 结胸与痞证的鉴别要点是（　　）
    A. 前者为"病发于阳而反下之，热入因作结胸"；后者为"病发于阴而反下之，因作痞"
    B. 前者为邪与水饮痰浊互结，故为邪实；后者为胃阳不足，升降失宣，故为正虚而无邪
    C. 前者表现为胸、胁、心下硬满而痛，甚至从心下至少腹皆硬满疼痛；后者表现为心下痞满，按之柔软
    D. 前者痛而拒按；后者痛而喜按
    E. 前者病轻，后者病重

5. 《金匮要略》中所论杂病，哪些可用"涌吐"之法治疗（　　）
    A. 肺痈
    B. 酒疸
    C. 宿食
    D. 痰饮
    E. 惊悸

6. 阴阳毒的主要症状有（　）

    A. 发斑   B. 咽痛

    C. 发热   D. 身痛

    E. 烦扰

7. 下列含有大黄、芒硝的方剂有（　）

    A. 导赤承气汤   B. 宣白承气汤

    C. 新加黄龙汤   D. 牛黄承气汤

    E. 增液承气汤

8.《温病条辨》中一加减正气散的适用证有（　）

    A. 脘连腹胀   B. 大便不爽

    C. 苔白腻   D. 身痛

    E. 便溏

六、能力题（1题，共12分）

    《温病条辨》："脉缓身痛，舌淡黄而滑，渴不多饮，或竟不渴，汗出热解，继而复热，内不能运水谷之湿，外复感时令之湿，发表攻里，两不可施，误认伤寒，必转坏证，徒清热则湿不退，徒祛湿则热愈炽，_____主之。"

    《温病条辨》："湿聚热蒸，蕴于经络，寒战热炽，骨骱烦疼，舌色灰滞，面目萎黄，病名湿痹，_____主之。"

    《湿热病篇》："湿热证，胸痞发热，肌肉微疼，始终无汗者，腠理暑邪内闭。宜_____，泡汤调下，即汗解。"

    《金匮要略》："病者一身尽疼，发热，日晡所剧者，名风湿。此病伤于汗出当风，或久伤取冷所致也。可与_____。"

    根据原文比较上述病证病机、治法之间的异同。

冲刺试卷（三）

（考试时间 100 分钟）

题型	词语解释	判断题	单项选择题（A₁型）	单项选择题（A₂型）	多项选择题	能力题（病案分析）	总分
题分	8	12	40	20	8	12	100
得分							

一、词语解释（8 题，每题 1 分，共 8 分）

1. 大偻

2. 尻以代踵，脊以代头

3. 客气邪风

4. 榖气

5. 身瞤动

6. 蛔厥

7. 透热转气

8. 暑瘵

二、判断题（24 题，每题 0.5 分，共 12 分）

1. 《素问·五常政大论》曰："小毒治病，十去其七。"（　）

2. 《灵枢·水胀》中，肠蕈的病位在胞中。（　）

3. 据《素问·痹论》所述，凡皮肉脉筋骨五体之痹证，日久不愈，内脏之气淫乱，则风寒湿之邪内聚于其相应的五脏，成为五脏痹证。（　）

4. 《素问·疏五过论》："尝贵后贱，虽不中邪，病从内生，名曰脱营。"（　）

5. 《素问·脉要精微论》曰："上盛则气高，下盛则气胀，代则气衰，细则气少，涩则心痛。"（　）

6. 阴阳交的主证是汗出辄复热，脉反沉，不为汗衰。（　）

7. 石水，其脉自沉，外证腹满自喘。（　）

8. 大黄甘遂汤主治妇人血与热并结血室，以少腹满，小便微难为主症。（　）

9. 滑石代赭汤中没有百合。（　）

— 27 —

10. 病人语声喑喑然不彻者，为心膈间病。（　　）

11. 《外台》乌头汤即是仲景大乌头煎。（　　）

12. 消渴之渴欲饮水不止者，用文蛤汤。（　　）

13. 因为自利而渴者属少阴，所以下利便脓血而渴者，亦属少阴。（　　）

14. 三阳合病，病机侧重于少阳者，治从少阳。（　　）

15. 茯苓甘草汤方的药味组成是茯苓、炙甘草、桂枝、生姜。（　　）

16. 甘草附子汤可用来治疗风湿骨痛病。（　　）

17. "脾胃不和、寒热错杂、痞利俱甚者"宜用甘草泻心汤。（　　）

18. 热入血室与妇人经水适来适断无关。（　　）

19. 盖战汗而解，邪退正虚，阳从汗泄，故渐肤冷，未必即成脱证。此时宜令病者，安舒静卧，以养阳气来复，旁人切勿惊惶，频频呼唤，扰其元神，使其烦躁。（　　）

20. 再舌上白苔黏腻，吐出浊厚涎沫，口必甜味也，为脾瘅病。（　　）

21. 湿热证，湿热伤气，四肢困倦，精神减少，身热气高，心烦溺黄，口渴自汗，脉虚者，用王氏清暑益气汤主治。（　　）

22. 伤寒上焦有邪不可下，必待结在中、下二焦方可下；时疫上焦有邪亦可下，若必待结至中、下二焦始下，则有下之不通而死者。（　　）

23. 阳明温病，下后汗出，当复其阴，沙参麦冬汤主之。（　　）

24. 三焦湿郁，升降失司，脘连腹胀，大便不爽，二加减正气散主之。（　　）

三、单项选择题（A₁ 型，40 题，每题 1 分，共 40 分）

1. 《素问·上古天真论》指出"女子五七"，其生理变化特征是（　　）

    A. 面皆焦，发始白　　　　　　　B. 面始焦，发始堕

    C. 面焦，发鬓颁白　　　　　　　D. 发鬓颁白，身体重

    E. 发长极，身体盛壮

2. 《素问·生气通天论》认为："营气不从，逆于肉理，乃生_____"（　　）

    A. 风疟　　　　　　　　　　　　B. 惊骇

    C. 大偻　　　　　　　　　　　　D. 痈肿

    E. 偏枯

3. 按顺应四时以养生的原则，《素问·四气调神大论》提出的四季生活作息模式正确的是（　　）

    A. 春——早卧早起，与鸡俱兴　　　B. 夏——夜卧早起，广步于庭

    C. 秋——夜卧早起，无厌于日　　　D. 冬——早卧晚起，必待日光

    E. 长夏——夜卧晚起，无扰于阳

4. 下列关于《素问·太阴阳明论》中"脾不主时"，说法不正确的是（　　）

    A. 常以四时长四脏　　　　　　B. 各十八日寄治

    C. 不得独主于时　　　　　　　D. 治中央

    E. 脾主长夏

5.《灵枢·营卫生会》中"太阴主内，太阳主外"之"内外"是指（　　）

    A. 营气与卫气　　　　　　　　B. 脉中与脉外

    C. 白天与晚上　　　　　　　　D. 气与血

    E. 阴分与阳分

6. 据《素问·异法方宜论》，不同的治疗方法适宜不同地域和病情，西方之域，治宜（　　）

    A. 毒药　　　　　　　　　　　B. 灸焫

    C. 微针　　　　　　　　　　　D. 砭石

    E. 导引按蹻

7. 据《素问·至真要大论》，下列经文除哪一条外均是属火的病机（　　）

    A. 诸热瞀瘛　　　　　　　　　B. 诸逆冲上

    C. 诸呕吐酸，暴注下迫　　　　D. 诸病胕肿，疼酸惊骇

    E. 诸禁鼓慄，如丧神守

8. 根据《素问·热论》，"伤寒一日，巨阳受之"中"巨阳"是指（　　）

    A. 三阳经　　　　　　　　　　B. 足太阳

    C. 阳明经　　　　　　　　　　D. 督脉

    E. 手少阳

9.《素问·脉要精微论》认为"言语善恶不避亲疏"的病机是（　　）

    A. 肝魂不藏　　　　　　　　　B. 精神将夺

    C. 肺气不足　　　　　　　　　D. 髓海不足

    E. 神明之乱

10.《素问·疏五过论》提出"尝富后贫，名曰_____"（　　）

    A. 脱精　　　　　　　　　　　B. 脱气

    C. 失精　　　　　　　　　　　D. 热中

    E. 寒中

11. 根据《金匮要略》原文，判断"卒厥"预后的关键依据是（　　）

    A. 寸脉沉大而滑的脉象变化　　B. 气血侵犯脏或腑的病位

C. 唇口颜色与身体温度　　　　　D. 汗出是否通畅

E. 病程长短

12. 湿家，病身疼发热，面黄而喘，头痛，鼻塞而烦，其脉大，自能饮食，腹中和无病，病在头中寒湿，故鼻塞，内药鼻中则愈。此证属（　　）

A. 寒湿在表　　　　　　　　　　B. 头中寒湿

C. 风湿在表　　　　　　　　　　D. 风湿兼气虚

E. 风湿兼阳虚

13. 导致"㖞僻不遂"的主要病机是（　　）

A. 寒邪凝滞，血脉痹阻　　　　　B. 血虚络空，贼邪入侵

C. 正气虚弱，不能御邪　　　　　D. 邪正交争，气血逆乱

E. 湿热内蕴，阻滞经络

14. 桔梗白散主治肺痈的典型症状是（　　）

A. 咳嗽胸痛，发热汗出，口渴引饮　B. 咳而胸满，振寒脉数，吐脓如米粥

C. 干咳少痰，咽痒声嘶，潮热盗汗　D. 咳嗽气喘，痰多胸闷，苔白腻

E. 咳吐黄痰，胸胁胀痛，舌红苔黄

15. 《金匮要略》中奔豚气病发作的主要病因是（　　）

A. 情志刺激，惊恐伤肾　　　　　B. 外感风寒，卫表不固

C. 饮食不节，脾胃虚寒　　　　　D. 房劳过度，肾阴亏虚

E. 瘀血内阻，气机不畅

16. 存在"十八反"配伍的方剂是（　　）

A. 乌头赤石脂丸　　　　　　　　B. 赤丸

C. 甘草附子汤　　　　　　　　　D. 天雄散方

E. 大黄附子汤

17. 十枣汤的服药时间正确的是（　　）

A. 日三服　　　　　　　　　　　B. 日三夜一服

C. 平旦服　　　　　　　　　　　D. 不可一日再服

E. 顿服

18. 妊娠六七月出现"少腹如扇"的病机是（　　）

A. 外感风热，胎动不安　　　　　B. 肝郁气滞，胎气上逆

C. 肾阳不足，子脏虚寒　　　　　D. 湿热下注，损伤冲任

E. 气血亏虚，胎元不固

19. 甘草粉蜜汤主治蛔虫病的关键症状是（　）

    A. 腹痛拒按，大便秘结　　　　　B. 吐涎，心痛发作有时

    C. 发热恶寒，汗出恶风　　　　　D. 下利赤白，里急后重

    E. 脘腹胀满，嗳气酸腐

20. 下列方剂除哪一项外，均可治疗妇人带下病（　）

    A. 狼牙汤　　　　　　　　　　　B. 苦参汤

    C. 矾石丸　　　　　　　　　　　D. 蜘蛛散

    E. 蛇床子散

21. 决定六经病证是否传变的主要因素是（　）

    A. 正气的强弱，感邪的轻重，治疗的当否

    B. 病情的轻重，护理的当否，误治与否

    C. 感邪的轻重，护理的当否，失治与否

    D. 正气的强弱，感邪的轻重，护理当否

    E. 以上都不是

22. 下列诸脉中，除哪一项外，均可为桂枝汤证之脉象（　）

    A. 脉浮缓　　　　　　　　　　　B. 脉浮数

    C. 脉浮弱　　　　　　　　　　　D. 脉洪大

    E. 脉浮紧

23. 抵当汤证的治法是（　）

    A. 活血化瘀，泻下里热　　　　　B. 活血化瘀，清热止血

    C. 破血逐瘀，止血生新　　　　　D. 破血逐瘀，养血止血

    E. 破血逐瘀，泻下瘀热

24. 下列何证有"脐下悸"的症候表现（　）

    A. 茯苓甘草汤证　　　　　　　　B. 茯苓桂枝白术甘草汤证

    C. 茯苓桂枝甘草大枣汤证　　　　D. 桂枝加桂汤证

    E. 桂枝甘草龙骨牡蛎汤证

25. 茯苓四逆汤证的主要病机是（　）

    A. 肾阳虚　　　　　　　　　　　B. 气液亏损

    C. 阴阳俱虚，阴液不足　　　　　D. 阴阳俱虚，阳虚为主

    E. 阳虚阴脱

26. 白虎加人参汤证中"时时恶风"的机制是（　）

    A. 表证未解，卫外失固　　　　　B. 津气两伤，卫外不固

C. 津伤气少，阳郁不达　　　　　　　D. 经气被遏，阳郁不畅

E. 以上都不是

27. 下列阳明病，除哪一项外，均不可攻下（　　）

　　A. 阳明病，面合色赤　　　　　　　　B. 伤寒呕多，有阳明证

　　C. 津液内竭　　　　　　　　　　　　D. 阳明病，谵语，潮热，反不能食

　　E. 阳明病，心下硬满

28. 寒湿发黄证的治法是（　　）

　　A. 温肾扶阳，化湿退黄　　　　　　　B. 温胃散寒，利水退黄

　　C. 温阳散寒，除湿退黄　　　　　　　D. 温阳化气，行水退黄

　　E. 以上都不是

29. 以下除哪一项外，均可能是"但头汗出"的机制（　　）

　　A. 湿热郁蒸，上薰头面　　　　　　　B. 阳气郁而上蒸

　　C. 胸膈余热，蒸腾于上　　　　　　　D. 热盛津伤，不能全身作汗

　　E. 阳虚不固，阴液外泄

30. 原文"伤寒厥而心下悸，宜先治水"，当选用（　　）

　　A. 五苓散　　　　　　　　　　　　　B. 茯苓桂枝白术甘草汤

　　C. 茯苓甘草汤　　　　　　　　　　　D. 桂枝去桂加茯苓白术汤

　　E. 茯苓桂枝甘草大枣汤

31. 热病救阴犹易，通阳最难，救阴不在血，而在_____，通阳不在温，而在_____，然较之杂证，则有不同也（　　）

　　A. 养阴生津　理气解郁　　　　　　　B. 清热止汗　祛除湿邪

　　C. 津与汗　利小便　　　　　　　　　D. 补脾胃　宣通三焦

　　E. 补肝肾　温经通脉

32. 叶天士云"两阳相劫"中的"两阳"指的是（　　）

　　A. 阳明与少阳　　　　　　　　　　　B. 太阳与阳明

　　C. 太阳与少阳　　　　　　　　　　　D. 风邪与热邪

　　E. 风邪与暑邪

33.《温热论》指出"若其邪始终在气分流连者，可冀其战汗透邪，法宜_____"（　　）

　　A. 攻下　　　　　　　　　　　　　　B. 宣气化湿

　　C. 扶正以祛邪　　　　　　　　　　　D. 益胃

　　E. 清解气分之邪

34. 下列不属于《湿热病篇》中湿热证的提纲证的是（　　）

　　A. 始恶寒，后但热不寒　　　　　　　B. 汗出胸痞

    C. 舌白   D. 口渴不引饮

    E. 脘痞呕恶

35.《湿热病篇》中论述湿热病的成因为（   ）

    A. 湿热病邪   B. 脾虚湿盛

    C. 内外合邪   D. 肾气虚

    E. 卫外不固

36. 下列不属于《湿热病篇》中提到的湿热证的变局的是（   ）

    A. 耳聋   B. 干呕

    C. 发痉   D. 发厥

    E. 胸痞

37. 下列不属于《温病条辨》提到的九种温病的是（   ）

    A. 风温   B. 春温

    C. 暑温   D. 秋燥

    E. 湿温

38.《温病条辨》中治疗"湿郁经脉，身热身痛，汗多自利，胸腹白疹"的代表方是（   ）

    A. 宣痹汤   B. 黄芩滑石汤

    C. 杏仁滑石汤   D. 薏苡竹叶散

    E. 麻黄杏仁薏苡甘草汤

39.《温热逢源》指出伤寒、温病初起最主要的区别是（   ）

    A. 是否有表证   B. 是否有里热证

    C. 是否有阴虚   D. 是否有脾虚湿盛

    E. 是否有气虚

40.《通俗伤寒论》指出邪传少阳腑证之偏于半里证者，治疗宜选用（   ）

    A. 小柴胡汤   B. 大柴胡汤

    C. 蒿芩清胆汤   D. 青蒿鳖甲汤

    E. 达原饮

四、单项选择题（A₂ 型，20 题，每题 1 分，共 20 分）

1. 患者，男，38 岁。突然牙关紧闭，口噤不开，不能自控，据《素问·至真要大论》其病机为（   ）

A. 风   B. 热

C. 火   D. 湿

E. 瘀

2. 患者，男，25 岁。近日在夏令营中进行拉练训练，连续负重跑步第 5 天，身体出现不适。据《素问·宣明五气篇》五劳所伤的内容，可能出现的损伤是（   ）

A. 伤血   B. 伤气

C. 伤肉   D. 伤骨

E. 伤筋

3. 患者，女，46 岁。某日下夜班回家，恐惧异常，无法骑行，遂步行回家。据《灵枢·本神》所述，分析原因可能是（   ）

A. 心气虚   B. 肝气虚

C. 心气实   D. 肝气实

E. 肺气虚

4. 患者，男，61 岁。耳鸣声如蝉鸣，眩晕偶作。舌淡苔薄白，脉濡软。治以补中益气汤。据《灵枢·口问》分析原因可能是（   ）

A. 上气不足   B. 下气不足

C. 中气不足   D. 肝气不足

E. 心气不足

5. 患者，女，65 岁。慢性支气管炎病史，最近每次咳而遗尿，医院诊断为压力性尿失禁，予以春泽汤治疗。据《素问·咳论》所述，患者属于（   ）

A. 肾咳   B. 大肠咳

C. 小肠咳   D. 膀胱咳

E. 三焦咳

6. 患者，男，40 岁。长期饮食作息不规律。近半年来，他频繁感觉胃部不适，心窝处像被一块大石头堵住，胀满难受。每次疼痛发作时，感觉胃里像有东西往上顶，还伴有明显的牵拉疼痛感，疼痛剧烈时甚至难以忍受，同时会恶心、呕吐，吃不下任何东西。尤其在受寒或者劳累后，症状就会加重。舌苔白腻，脉弦紧有力。经胃镜检查，诊断为慢性胃炎。下列最宜选用的方剂是（   ）

A. 小建中汤   B. 半夏泻心汤

C. 小半夏加茯苓汤   D. 桂枝生姜枳实汤

E. 乌头赤石脂丸

7. 患者，男，45岁。平素喜食生冷，常感胃脘部隐痛，未予重视。突发右上腹剧痛，呈钻顶样，疼痛难忍，伴有恶心、呕吐，呕吐物为胃内容物，不能进食，腹中觉寒，腹壁可见条索状隆起，似有头足样物，上下攻冲作痛，触之疼痛加剧。舌质淡，苔白滑，脉沉伏而迟。西医诊断为胆道蛔虫病，曾用解痉止痛药治疗，效果不佳。根据患者症状，治疗应选用的方剂是（　　）

    A. 大柴胡汤　　　　　　　　　　B. 小建中汤

    C. 大建中汤　　　　　　　　　　D. 理中汤

    E. 四逆汤

8. 患者，男，48岁。身形偏胖，平素喜食生冷，且少运动。近半年来，他总感觉心窝处痞硬不适，以手触之，状如盘大，按压时不痛，但胀满感明显，伴有咳嗽，痰液清稀量多，肢体时常感到沉重，手脚也总是冰凉的。夜里睡眠质量差，经常被憋醒。观察他的舌象，舌体胖大，舌苔白腻水滑，脉象沉迟无力。根据患者情况，拟治法应当（　　）

    A. 清热化痰，理气宽胸　　　　　B. 活血化瘀，通络止痛

    C. 温通阳气，散寒化饮　　　　　D. 滋阴降火，润肺止咳

    E. 健脾益气，利水消肿

9. 患者，女，45岁。近期感觉身体不适，出现身目俱黄的症状，黄色鲜明如橘子色。同时，她常感到右上腹疼痛，疼痛较为剧烈，还伴有频繁的呕吐，吐出物为胃内容物，口苦咽干，食欲不振，舌苔黄腻，脉弦数有力。根据上述病案，最宜选用的方剂是（　　）

    A. 茵陈蒿汤　　　　　　　　　　B. 小柴胡汤

    C. 大柴胡汤　　　　　　　　　　D. 五苓散

    E. 麻黄连翘赤小豆汤

10. 患者，女，48岁。近1年常感腹部刺痛，痛处固定，尤以经期为甚，经色紫暗夹大量血块，带下色白。自述20年前产后曾受风寒，近年逐渐出现面色晦暗、手足冰凉、舌淡紫、边有瘀斑，脉细涩。根据上述病案，此病症的主要病因病机是（　　）

    A. 气滞血瘀，气机不畅　　　　　B. 寒凝血瘀，胞宫阻滞

    C. 湿热瘀阻，损伤冲任　　　　　D. 气血两虚，胞脉失养

    E. 肝肾阴虚，虚火内扰

11. 患者，男，48岁。手术后，食纳渐佳，有客远方来，因多食肥甘厚味，又感风寒之邪，始恶寒继而渐热，口燥渴，腹胀满，不大便，舌苔黄，脉滑数。应选择的治法是（　　）

    A. 润肠滋燥，缓通大便　　　　　B. 解表散邪，清热除湿以退黄

    C. 泻热通便，消滞除满　　　　　D. 攻下实热，荡涤燥结

    E. 滋阴润燥，清热利水

12. 患者，女，28 岁，农民。因劳作而雨淋，遂恶寒发热，自服感冒药未愈（药名不详）。就诊时仍发热微恶寒，无汗，身痒，纳呆，乏力，身同黄染，小便色黄短赤，大便三日未行，舌苔薄黄，切六脉浮滑带数象。分析其病机为（　　）

  A. 火毒发黄　　　　　　　　　　B. 湿热内郁，肝胆疏泄失常，兼表邪未解

  C. 湿热薰灼肝胆，所致黄疸　　　D. 寒湿内郁，肝胆疏泄失常，胆汁不循常道

  E. 瘀血所致发黄

13. 患者，女，23 岁。足月顺产以男婴，产后 5 天突发寒战，继而高烧，冷汗甚多，头昏，两太阳穴痛，目胀，全身疼痛不适，口苦而干，欲呕，胃脘部痞满不适，大小便尚畅，舌淡红，苔白微腻，脉弦数。以下适用的方药是（　　）

  A. 柴胡、黄芩、半夏、生姜、人参、炙甘草、大枣

  B. 当归、桂枝、芍药、细辛、炙甘草、通草、大枣

  C. 柴胡、枳实、芍药、炙甘草

  D. 柴胡、桂枝、芍药、黄芩、人参、半夏、生姜、炙甘草、大枣

  E. 炮附子、茯苓、生姜、芍药、白术

14. 患者，男，52 岁。患高血压数年不愈。头晕甚，而巅顶疼痛，并有沉重感，痛剧必卧床不起，食不下咽，喜热恶冷，时嗳气吐酸，舌苔白，脉弦。应选用的方剂是（　　）

  A. 旋覆代赭汤　　　　　　　　　B. 半夏泻心汤

  C. 四逆散　　　　　　　　　　　D. 小柴胡汤

  E. 吴茱萸汤

15. 患者，女，18 岁。始恶寒发热伴咳嗽胸痛，继而高热、气促、胸闷、恶心欲吐，精神疲倦，乏力，口渴喜饮，汗出不多，舌红，苔黄，脉数。其病机为（　　）

  A. 阳明气分热盛，热迫津泄　　　B. 燥热结实，腑气不通

  C. 寒热错杂，脾虚水停　　　　　D. 脾虚内有痰湿

  E. 邪热炽盛，气阴两伤

16. 患者，女，20 岁。5 天前发病时壮热恶寒无汗，口渴心烦，小便短赤，自服感冒药不愈。刻诊仍然高热不退，伴有小便短少不利，无汗，口渴饮冷，心烦躁扰，舌红，苔黄燥而干，脉细数。治疗宜选用（　　）

  A. 冬地三黄汤　　　　　　　　　B. 导赤散

  C. 白虎汤　　　　　　　　　　　D. 黄连解毒汤

  E. 清营汤

17. 患者，女，18 岁，6 月就诊。2 天前开始午后发热，体温 38℃，头痛恶寒，身重疼痛，查：面黄，腹胀，口渴不欲饮，胸闷欲吐，饮食不佳，舌苔白腻，脉濡数。治

疗宜选用（ ）

A. 三石汤   B. 连朴饮

C. 三仁汤   D. 达原饮

E. 黄连香薷饮

18. 患者，35 岁。8 月底发热，症见胸痞闷，潮热呕恶，烦渴自利，汗出溺短，苔黄滑腻，脉滑数。治疗宜选用（ ）

A. 杏仁滑石汤   B. 藿朴夏苓汤

C. 新加香薷饮   D. 宣清导浊汤

E. 三石汤

19. 患者，女，20 岁。患者于 5 月 20 日开始出现发热，体温最高达 39℃，伴有咽痛咳嗽，予中西医等治疗，未见好转。随后颜面部出现散在皮疹，压之褪色，伴瘙痒，后皮疹逐渐融合成片，并波及胸、腹、背部。刻诊：发热恶寒，体温 38.4℃，咽痛，颜面部皮疹融合成片，胸、腹、背、双上肢均见红色小丘疹，压之褪色，瘙痒，咳嗽少痰，二便调，舌红而干苔黄白相兼，脉浮数。治疗宜选用（ ）

A. 玉女煎去牛膝、熟地，加细生地、元参

B. 化斑汤

C. 银翘散去豆豉，加细生地、丹皮、大青叶，倍元参

D. 银翘散去牛蒡、元参加杏仁、滑石

E. 银翘散加生地、丹皮、赤芍、麦冬

20. 患者，男。2022 年来诊，时逢新冠疫情，外出接触而发病，症见往来寒热，寒甚热微，身痛有汗，肢重脘闷，舌苔白厚腻如积粉，脉象模糊。治疗宜选用（ ）

A. 蒿芩清胆汤   B. 雷氏宣透膜原法

C. 小柴胡汤   D. 半夏、干姜、石菖蒲、六一散等味

E. 藿朴夏苓汤

五、多项选择题（8 题，每题 1 分，共 8 分）

1. 据《素问·五脏别论》，传化之腑包含（ ）

A. 三焦   B. 大肠、小肠

C. 胃   D. 膀胱

E. 胆

2. 据《素问·至真要大论》，下列条文正确的是（ ）

A. 诸热瞀瘛，皆属于火   B. 诸躁狂越，皆属于火

C. 诸痉项强，皆属于热   D. 诸痿喘呕，皆属于下

E. 诸病有声，鼓之如鼓，皆属于热

3. 《金匮要略》中可用于治疗疟病的方法有（   ）

A. 针灸   B. 温汗

C. 攻下   D. 涌吐

E. 食疗

4. 下列哪些方剂使用了特殊的煎煮溶媒（   ）

A. 风引汤   B. 防己地黄汤

C. 甘草粉蜜汤   D. 猪膏发煎

E. 《千金》麻黄醇酒汤

5. 治疗心阳虚证的方剂有（   ）

A. 桂枝甘草汤   B. 桂枝甘草龙骨牡蛎汤

C. 苓桂甘枣汤   D. 苓桂术甘汤

E. 桂枝汤

6. 发黄之症可见于（   ）

A. 湿热证   B. 蓄血重证

C. 寒湿证   D. 火逆变证

E. 表证

7. 据《温病条辨》，下列治法治则论述正确的有（   ）

A. 治上焦如羽   B. 治中焦如衡

C. 治下焦如权   D. 治外感如将

E. 治内伤如相

8. 据《温疫论》"解后宜养阴忌投参术"中，哪些异证皆骤补之为害（   ）

A. 周身痛痹   B. 劳嗽涌痰

C. 流火结痰   D. 遍身疮疡

E. 两腿钻痛

六、能力题（1题，共12分）

请结合原文谈谈你对《温热论》中"先安未受邪之地"的认识。并进一步结合《金匮要略》原文，谈谈其治未病思想的内涵。

冲刺试卷（四）

（考试时间 100 分钟）

题型	词语解释	判断题	单项选择题（A₁型）	单项选择题（A₂型）	多项选择题	能力题（病案分析）	总分
题分	8	12	40	20	8	12	100
得分							

一、词语解释（8题，每题1分，共8分）

1. 毛蒸理泄

2. 甚者从之

3. 喘家

4. 戴阳

5. 如水伤心

6. 伏饮

7. 白㾦

8. 暑秽

二、判断题（24题，每题0.5分，共12分）

1. 《素问·五常政大论》曰："常毒治病，十去其八。"（　）

2. 《素问·评热病论》中强调劳风的治疗要使邪有出路。（　）

3. 《素问·至真要大论》指出："诸病胕肿，疼酸惊骇，皆属于热。"（　）

4. 《素问·阴阳应象大论》曰："形不足者，温之以气，精不足者，补之以味。"（　）

5. 《灵枢·百病始生》中把病因分为内因、外因、不内外因。（　）

6. 《素问·热论》认为：凡病伤寒而成温者，后夏至日者为病温。（　）

7. 因为使用柴胡汤可以但见一证便是，不必悉具，所以水热互结于胸隔而见胸胁满痛者，可用小柴胡汤加减。（　）

8. 因为痞证多心下按之柔软，所以甘草泻心汤证、生姜泻心汤证也是心下痞而按之柔软。（　）

9. 四逆散证中之四逆是阴盛阳衰所致。（　）

10. 蓄水证与蓄血证的病位均在下焦，均有少腹的症状。（　）

39

11. 黄芩汤是用来治疗少阳邪热内迫阳明的下利证。（　　）

12. 甘草汤用于治疗虚热咽痛证。（　　）

13. 下血，先便后血，此近血也。（　　）

14. 《金匮要略》对切诊举例论述同一脉象，出现部位不同，主病也不同。（　　）

15. 中风病喝僻不遂的机制是正气反缓，邪气即急。（　　）

16. 血虚湿热胎动不安宜用当归散。（　　）

17. 肠痈脓已成，以大黄牡丹汤主之。（　　）

18. 小肠有寒者，其人下重便血，有热者，必痔。（　　）

19. 再前云舌黄或浊，须要有地之黄，若光滑者，乃无形湿热中有实象，大忌前法。（　　）

20. 再妇人病温与男子同，但多胎前产后，以及经水适来适断。大凡胎前病，古人皆以四物加减用之，谓护胎为要，恐来害妊。（　　）

21. 湿热证，舌根白，舌尖红，湿渐化热，余湿犹滞。宜辛泄佐清热。（　　）

22. 痹之因于寒者固多，痹之兼乎湿者，亦复不少。（　　）

23. 夜热早凉，热退无汗，热自阴来者，青蒿鳖甲汤主之。（　　）

24. 大凡客邪贵乎早治，乘人气血未乱，肌肉未消，津液未耗，病人不至危殆，投剂不至掣肘，愈后亦易平复。（　　）

三、单项选择题（A₁型，40题，每题1分，共40分）

1. 《素问·上古天真论》中认为"道者"的特征是（　　）
   A. 却老而全形　　　　　　　B. 精力旺盛
   C. 聪颖过人　　　　　　　　D. 脾胃强盛
   E. 以上都不是

2. 《素问·经脉别论》篇中"浊气归心"的含义是（　　）
   A. 邪毒归心　　　　　　　　B. 水谷精微注入心脉
   C. 痰浊蒙闭心窍　　　　　　D. 心血瘀阻
   E. 热闭心包

3. 《素问·举痛论》云："心无所倚，神无所归，虑无所定"，其机制是（　　）
   A. 怒则气上　　　　　　　　B. 恐则气下
   C. 惊则气乱　　　　　　　　D. 悲则气消
   E. 思则气结

4. 《素问·太阴阳明论》所述脾与季节的关系是（　　）
   A. 脾主长夏　　　　　　　　B. 脾主夏

C. 脾不主时   D. 脾主四时末十八日

E. 以上都不是

5. 《灵枢·营卫生会》认为营卫之气在体内一昼夜运行（ ）

     A. 二十度   B. 二十五度

     C. 四十五度   D. 五十度

     E. 十八度

6. 《素问·五常政大论》认为，用药当中病即止，不可过用。大毒治病，当（ ）

     A. 十去其五   B. 十去其六

     C. 十去其七   D. 十去其八

     E. 十去其九

7. 据《素问·咳论》所述，"咳而腹满，不欲食饮"属于（ ）

     A. 肺咳   B. 脾咳

     C. 胃咳   D. 三焦咳

     E. 膀胱咳

8. 《素问·脉要精微论》认为"中盛藏满……声如从室中言"的病机是（ ）

     A. 气海不足   B. 夺气

     C. 中气之湿   D. 气虚

     E. 气陷

9. 《素问·痿论》关于五体痿的机制是（ ）

     A. 脏热伤津，五体失养   B. 风寒之邪，外伤五体

     C. 湿热之邪，外伤五体   D. 跌仆闪挫，外伤五体

     E. 以上都不是

10. 《素问·热论》认为三阳经络皆受病而未入于脏者，治以（ ）

     A. 吐法   B. 下法

     C. 汗法   D. 清法

     E. 和法

11. 根据《伤寒论》原文精神，下列脉象中具有复言病机意义的是（ ）

     A. 阴阳俱紧   B. 阳浮而阴弱

     C. 阴阳俱浮   D. 阳微而阴涩

     E. 阳微阴浮

12. "发汗后，身疼痛，脉沉迟者"，治宜（ ）

    A. 先予四逆汤，再予桂枝汤   B. 四逆汤

    C. 附子汤   D. 桂枝新加汤

    E. 麻黄附子细辛汤

13. "若脉微弱，汗出恶风者"不可服大青龙汤，是因为（ ）

    A. 表虚   B. 里虚

    C. 表里俱虚   D. 外邪内陷入里

    E. 属桂枝加附子汤证

14. 关于太阳蓄水、蓄血证的证候鉴别要点，正确的是（ ）

    A. 一在气分，一在血分   B. 一在膀胱，一在少腹

    C. 一无热邪，一有热邪   D. 小便利与不利，神志正常与否

    E. 以上都不是

15. 炙甘草汤证的主证是（ ）

    A. 心下悸，欲得按   B. 脐下悸，欲作奔豚

    C. 脉结代，心动悸   D. 厥而心下悸

    E. 心中悸而烦

16. 附子泻心汤证，除"心下痞"外，应有（ ）

    A. 身痛   B. 恶寒无汗

    C. 恶寒汗出   D. 下利

    E. 厥逆

17. 栀子豉汤证中"虚烦"意指（ ）

    A. 正气虚致心烦   B. 心烦由阴血虚所致

    C. 心烦由无形邪热所致   D. 虚热扰心致烦

    E. 心烦因心阳不足，空虚无主所致

18. 下列关于三承气汤的比较，错误的是（ ）

    A. 二承气汤中都有大黄   B. 人承气汤厚朴用量最重

    C. 三承气汤中大黄用量都一样   D. 大承气汤枳实用量最多

    E. 三承气汤中大黄都后下

19. 下列不属于寒湿发黄与湿热发黄区别的是（ ）

    A. 发热与不发热   B. 小便黄与不黄

    C. 黄色鲜明与暗晦   D. 口渴与不渴

E. 大便秘结与溏薄

20. 少阴病寒化、热化两种证型的成因，主要是因为（　　）

    A. 失治、误治的不同　　　　　B. 传经、直中的不同

    C. 内因阳虚、阴虚的不同　　　D. 心、肾受邪的不同

    E. 正气阳旺或阴津充沛的不同

21. 患者语声喑喑然不彻的病变部位是（　　）

    A. 骨节间　　　　　　　　　　B. 心膈间

    C. 头中　　　　　　　　　　　D. 肝胆

    E. 脾胃

22. 根据《金匮要略》原文，疟脉弦小紧的治法是（　　）

    A. 温法　　　　　　　　　　　B. 吐法

    C. 下法　　　　　　　　　　　D. 发汗

    E. 针灸

23. 《千金》三黄汤的方药组成不包括（　　）

    A. 黄柏　　　　　　　　　　　B. 麻黄

    C. 黄芪　　　　　　　　　　　D. 独活

    E. 细辛

24. 被称为"补阳摄阴之方"的是（　　）

    A. 桂枝加龙骨牡蛎方　　　　　B. 天雄散方

    C. 白术附子汤　　　　　　　　D. 肾气丸

    E. 黄芪建中汤

25. 下列何方以枣膏调服（　　）

    A. 皂荚丸　　　　　　　　　　B. 十枣汤

    C. 葶苈大枣泻肺汤　　　　　　D. 附子粳米汤

    E. 大柴胡汤

26. 根据《金匮要略》原文，中消证形成的关键病机是（　　）

    A. 卫气不足，营气衰竭　　　　B. 脾胃气盛，消耗水谷

    C. 虚劳日久，阴液亏虚　　　　D. 气盛溲数，坚数相搏

    E. 阴虚火旺，灼伤津液

27. 泽漆汤证方后注中的煎药用水是（　　）

    A. 甘澜水　　　　　　　　　　B. 泉水

C. 东流水　　　　　　　　　　D. 沸水

E. 井花水

28. 风水病的典型体征是（　　）

A. 目窠微肿如蚕新卧起，颈脉动，按手足陷而不起

B. 面目肿大，身黄如橘，小便不利

C. 四肢厥冷，腹痛下利，脉沉细

D. 咳逆倚息，短气不得卧，胸胁满闷

E. 头项强痛，发热恶寒，无汗脉浮

29. 下列关于呕吐治疗禁忌的表述，正确的是（　　）

A. 呕吐兼有痈脓者，应先治呕以止脓

B. 病人欲吐者，宜下之以通其滞

C. 呕吐因痈脓所致者，不可治呕，脓尽自愈

D. 病人欲吐者，需峻补脾胃以固其本

E. 呕吐伴发热者，均当清热止呕

30. 胃反病趺阳脉浮而涩的机制是（　　）

A. 胃虚气逆，脾阴不足　　　　B. 胃热炽盛，脾失健运

C. 胃阳虚浮，脾阴亏耗　　　　D. 肝气犯胃，脾络瘀阻

E. 痰湿阻滞，脾胃升降失常

31. 据《温热论》，血分证的治法为（　　）

A. 汗之可也　　　　　　　　　B. 透热转气

C. 凉血散血　　　　　　　　　D. 清气凉营

E. 滋阴增液

32. 据《温热论》，湿热内陷营分，治疗宜在凉血清热的基础上加（　　）

A. 犀角、竹叶之属　　　　　　B. 犀角、花露之品

C. 犀角、玄参、羚羊角等物　　D. 芦根、滑石之流

E. 薄荷、牛蒡之属

33. 《温热论》指出"或平素心虚有痰，外热一陷，里络就闭，非菖蒲、郁金等所能开，须用＿＿＿＿以开其闭，恐其昏厥为痉也。"（　　）

A. 紫雪丹、苏合香丸之类　　　B. 麝香、冰片之类

C. 牛黄丸、至宝丹之类　　　　D. 竹沥、姜汁之流

E. 紫雪丹、牛黄丸之类

34. 《湿热病篇》中提出"湿热病属阳明太阴经者居多，_____则病在阳明，_____则病在太阴。"（　　）

  A. 中气实　中气虚   B. 阳气旺　阴气盛

  C. 阳气盛　阳气虚   D. 阴气虚　阴气盛

  E. 正气足　正气虚

35. 《湿热病篇》中湿伏中焦的症状表现为（　　）

  A. 舌遍体白，口渴   B. 初起发热，汗出胸痞，口渴舌白

  C. 脘中微闷，知饥不食   D. 胸闷脘痞，呕恶便溏

  E. 大便溏泄，小便混浊

36. 《湿热病篇》中湿热阻闭中上二焦，治宜（　　）

  A. 草果、槟榔、鲜菖蒲、芫荽、六一散、皂角等

  B. 温胆汤加栝蒌、碧玉散等味

  C. 厚朴、草果、半夏、干菖蒲等味

  D. 菖蒲、郁金、苏合香丸等

  E. 安宫牛黄丸、至宝丹等

37. 《温病条辨》中出现阳明腑实伴见小肠热盛时，治宜（　　）

  A. 增液承气汤   B. 宣白承气汤

  C. 新加黄龙汤   D. 导赤承气汤

  E. 牛黄承气汤

38. 《温病条辨》中"春末夏初，阳气弛张，温为热也"所致的疾病为（　　）

  A. 风温   B. 温热

  C. 暑温   D. 温毒

  E. 温疫

39. 《时病论》指出能够"治五月霉湿，并治秽浊之气"的是（　　）

  A. 宣透膜原法   B. 清凉涤暑法

  C. 芳香化浊法   D. 辛开苦降法

  E. 运脾和胃法

40. 《温疫论》指出"疫邪留于气分，解以_____；留于血分，解以_____。"（　　）

  A. 清热　凉血   B. 战汗　发斑

  C. 攻下　活血   D. 和解　透发

  E. 分消　散血

四、单项选择题（A₂型，20题，每题1分，共20分）

1. 患者，男，38岁。在项背拘急僵硬，手足痉挛抽搐。经针灸背俞穴后缓解。据《素问·至真要大论》其病机为（　　）

   A. 寒 　　　　　　　　　　B. 热

   C. 火 　　　　　　　　　　D. 湿

   E. 瘀

2. 患者，女，25岁。年底审计账目每天从早上坐到晚上，已连续忙碌半月余。据《素问·宣明五气篇》五劳所伤的内容，可能出现的损伤是（　　）

   A. 伤血 　　　　　　　　　B. 伤气

   C. 伤肉 　　　　　　　　　D. 伤骨

   E. 伤筋

3. 患者，男，56岁。下腹部疼痛，排尿功能紊乱，小便急迫有热感，鼻流冷涕。据《素问·痹论》所述，患者所患病证可能是（　　）

   A. 脾痹 　　　　　　　　　B. 肺痹

   C. 肾痹 　　　　　　　　　D. 肠痹

   E. 胞痹

4. 患者，男，15岁。患猩红热，连续6天高热，体温达39.6℃，已大汗出，随即发热，体温39.5℃。脉来燥急，伴谵语，纳谷甚少。据《素问·热论》，患者所患病证可能是（　　）

   A. 劳风 　　　　　　　　　B. 痿躄

   C. 风疟 　　　　　　　　　D. 肺痹

   E. 阴阳交

5. 患者，男，65岁。肺气肿病史，最近每次咳嗽时不自主放屁，据《素问·咳论》所述，患者所患病证属于（　　）

   A. 肾咳 　　　　　　　　　B. 大肠咳

   C. 小肠咳 　　　　　　　　D. 膀胱咳

   E. 三焦咳

6. 患者，男，28岁。大便燥结，五六日一行。每次大便困难异常，大便干结如羊屎，小便频数，口唇发干，燥裂。察舌舌红苔黄，切其脉沉而滑。应选择的方剂是（　　）

   A. 大承气汤 　　　　　　　B. 五仁汤

   C. 导赤承气汤 　　　　　　D. 麻子仁丸

   E. 调胃承气汤

7. 患者，女，28 岁。第一胎足月自娩，产后第七天，体温突然升至 39.6℃，恶露无臭气，曾用抗菌素治疗 3 天无效。证见恶露虽少，未净，少腹胀痛，寒热往来，连日不解，口苦呕恶胸痞，舌淡红，苔薄黄，脉弦数。分析病机为（ ）

   A. 表邪不解，邪入少阳   B. 燥热结实，腑气不通

   C. 湿热内郁，表邪未解   D. 邪入少阳，枢机不利

   E. 湿热郁遏，肝胆疏泄失常

8. 患者，女，48 岁。素患风湿骨痛病，近日被雨淋，全身大小关节痛剧，不能转侧，背恶寒，清便尤自可，舌质淡，苔白微腻，脉沉细。应拟定治法为（ ）

   A. 温阳化气行水   B. 温肾扶阳，除湿利水

   C. 回阳救逆，益气生津   D. 清热燥湿，凉肝解毒

   E. 养血通脉，温经散寒

9. 患儿，男，8 岁。腹痛，里急后重，下利便脓血，肛门坠胀，有灼热之感，伴发热，口渴，苔黄脉滑数。以下处方正确的是（ ）

   A. 人参、干姜、白术、炙甘草、生附子

   B. 白头翁、黄柏、黄连、秦皮

   C. 葛根、黄芩、黄连、木香、砂仁

   D. 当归、桂枝、芍药、细辛、炙甘草、通草、大枣

   E. 吴茱萸、人参、生姜、大枣

10. 患儿，男，4 岁。冬日患麻疹，高热，咳嗽气喘，曾入某医院服中药治疗 1 周，热退疹收，病愈出院。出院第 3 天，忽然腹泻，日十余次，神疲纳呆，至第 5 天，患儿困倦异常，神志若明若昧，身热肢冷，腹泻每日 7～8 次，粪水清稀，睡眠露睛，囟门凹陷，呼吸急促，舌苔白薄，脉微弱而散。患者睡眠露睛，囟门凹陷，脉微弱而散的病机是（ ）

   A. 阳气亡失   B. 湿热郁遏中焦，肝胆疏泄失常

   C. 燥热结实，腑气不通   D. 阳明气分热盛，热迫津泄

   E. 津伤液脱，阳亡阴竭

11. 患者，男，55 岁。患类风湿关节炎多年，双手指关节及膝关节疼痛剧烈，关节僵硬，无法屈伸，尤以遇寒后症状加重，疼痛处皮色不红，触之不热，伴肢体沉重，舌苔白腻，脉弦紧。曾服用非甾体抗炎药及中药清热利湿之剂，疗效不佳。下列方剂中最适宜的是（ ）

   A. 桂枝芍药知母汤   B. 大乌头煎

   C. 乌头汤   D. 白虎加桂枝汤

   E. 乌头桂枝汤

12. 患者，女，42岁。因工作压力大，长期熬夜，饮食不规律，近1年来身体逐渐消瘦，面色萎黄。她常感觉腹部胀满，毫无食欲，进食少许便觉饱胀不适。皮肤变得粗糙如鱼鳞，尤其是四肢部位，眼周也呈现出黯黑之色。月经也变得极不规律，量少且色暗，伴有大量血块。舌质紫暗，有明显瘀斑，脉象细涩。未发现明显器质性病变，根据患者症状，应选用的治疗方剂是（　　）

    A. 桂枝茯苓丸　　　　　　　　　B. 当归芍药散

    C. 大黄䗪虫丸　　　　　　　　　D. 胶艾汤

    E. 温经汤

13. 患者，男，52岁。患者自述反复胸闷、恶心欲吐3月余，曾于晨起时突发呕吐大量清水痰涎，吐后自觉心胸空虚，但随即出现胸脘胀满、食欲不振，进食后腹胀尤甚，伴神疲乏力，舌苔白腻，脉沉滑。胃镜检查提示"慢性浅表性胃炎伴胆汁反流"，西医予抑酸、促动力药疗效不显。辨证分析该患者的主要病因病机是（　　）

    A. 脾胃虚寒，水饮上逆　　　　　B. 痰饮内停，胸阳痹阻

    C. 痰饮初吐后，脾胃气虚兼气滞　D. 肝郁气滞，痰气交阻

    E. 胃热炽盛，津伤气逆

14. 患者，女，26岁。产后3天恶露未行，随即高热不退，神昏谵语而住院。西医诊断为"感染性精神病"，经多方治疗，虽体温有所下降，但仍有神志不清，胡言乱语。诊时患者面红白赤，口唇干燥，似睡非睡，呼之不应，时而胡言乱语，或语言不清，答非所问，大便1周未行，按其少腹，则蹙眉皱额，苔薄黄，舌质紫，脉涩有力。根据患者病情，应选用的方剂是（　　）

    A. 桂枝汤　　　　　　　　　　　B. 下瘀血汤

    C. 大承气汤　　　　　　　　　　D. 桃核承气汤

    E. 白头翁加甘草阿胶汤

15. 患者，男，58岁。素有慢性支气管炎，入冬以来，自感心窝部悸动不宁，久不减轻，脉滑苔白。根据上述病案拟定的治法是（　　）

    A. 温补心阳，安神定悸　　　　　B. 活血化瘀，理气通络

    C. 滋阴清火，养心安神　　　　　D. 通阳定悸，蠲饮降逆

    E. 补血养心，益气安神

16. 患者，女，60岁。8月来诊，10天前中暑后出现高热，经治疗，高热已退，但一直反复低热，现伴见肢体麻木，消渴不已，心烦，舌暗红少苔，脉细数略弦。其治疗宜选用（　　）

    A. 三甲复脉汤　　　　　　　　　B. 黄芪桂枝五物汤

C. 肾气丸　　　　　　　　　　D. 连梅汤

E. 清营汤

17. 患者，男，40 岁。8 月受凉后出现身热不扬，午后热势加重，恶寒，少汗，头重如裹，身重酸困，自行口服感冒药后未见明显改善；5 天后发热加重，体温波动在 39℃ ~40℃，口渴，咽喉肿痛，小便黄赤，身目发黄，脘腹胀满，肢倦酸怠，舌红，苔黄腻，脉滑数。治疗宜选用（　　）

    A. 甘露消毒丹　　　　　　　　B. 三仁汤

    C. 银翘散　　　　　　　　　　D. 茵陈蒿汤

    E. 王氏连朴饮

18. 患者，男，30 岁。8 月来诊，3 天前汗出淋雨后出现恶寒发热，身重头痛，自服感冒药后，出现寒战热炽，骨骱烦疼，舌色灰滞，面目萎黄。根据《温病条辨》可诊断其为（　　）

    A. 风痹　　　　　　　　　　　B. 湿痹

    C. 寒痹　　　　　　　　　　　D. 春温

    E. 温毒

19. 患者，男，40 岁。夏日患湿热证，壮热口渴，自汗，身重，胸痞，脉洪大而长者。治疗宜选用（　　）

    A. 连朴饮　　　　　　　　　　B. 白虎加苍术汤

    C. 东垣清暑益气汤　　　　　　D. 半夏、干菖蒲合六一散

    E. 温胆汤加栝楼

20. 患者，男，20 岁。昨日突然发热，起病体温即达 39.5℃，憎寒异常，头痛，四肢无力，遍身酸痛而体重，口苦咽干，胸腹满闷。治疗宜选用（　　）

    A. 清瘟败毒饮　　　　　　　　B. 神解散

    C. 增损双解散　　　　　　　　D. 神犀丹

    E. 三消饮

五、多项选择题（8 题，每题 1 分，共 8 分）

1. 《素问·上古天真论》女子五七"发始堕"和六七"发始白"的原因分别包括（　　）

    A. 气虚　　　　　　　　　　　B. 肾精亏

    C. 肝血亏　　　　　　　　　　D. 阳明脉衰

    E. 三阳脉衰

2. 《素问·玉机真脏论》所言"五虚"症状，包括（　　）

    A. 脉细　　　　　　　　　　B. 皮寒

    C. 气少　　　　　　　　　　D. 闷瞀

    E. 饮食不入

3. 阳明蓄血证的症状可出现（　　）

    A. 其人发狂　　　　　　　　B. 屎虽硬，大便反易

    C. 潮热　　　　　　　　　　D. 大便色黑

    E. 腹痛

4. 麻黄汤的禁例有（　　）

    A. 淋家　　　　　　　　　　B. 喘家

    C. 亡血家　　　　　　　　　D. 疮家

    E. 小便不利

5. 下列主脉是弦脉的病证有（　　）

    A. 阳虚寒盛之妊娠腹痛　　　B. 太阳痉病

    C. 疟病　　　　　　　　　　D. 虚劳

    E. 奔豚

6. 《金匮要略》中所载处方，含蜀椒的有（　　）

    A. 王不留行散　　　　　　　B. 升麻鳖甲汤

    C. 小半夏加茯苓汤　　　　　D. 文蛤散

    E. 猪苓散

7. 《温热论》中治疗胃脘胀满疼痛时，患者出现下列哪些舌象时，不可用苦泄法治疗（　　）

    A. 或黄　　　　　　　　　　B. 或白而不燥

    C. 或黄白相兼　　　　　　　D. 或灰白不渴

    E. 或浊

8. 据《广瘟疫论》，下列关于时疫清法的论述，正确的有（　　）

    A. 热之浅者在营卫，以石膏、黄芩为主，柴胡、葛根为辅

    B. 热之深者在胸膈，花粉、知母、蒌仁、栀子、豆豉为主

    C. 热在肠胃者，当用下法，不用清法，或下而兼清亦可

    D. 热入心包者，黄连、犀角、羚羊角为主

    E. 热直入心脏则难救矣，用牛黄犹可十中一救，须用至钱许，少则无济

六、能力题（1 题，共 12 分）

请结合《温热论》原文，分析战汗发生的机制。并结合《伤寒论》有关论述进一步阐述其机理。

参考答案

冲刺试卷（一）答案

一、词语解释

1. 瘛瘲：神识昏糊，四肢抽搐。

2. 神不使：即神机丧失，谓病人的脏腑气血等功能不能对各种治疗作出相应的反应。

3. 伤寒：有广义和狭义之分。广义伤寒是一切外感热病的总称。狭义伤寒是指外感风寒，感而即发的疾病。

4. 心下支结：患者自觉心下有物支撑结聚。

5. 疟母：指疟病迁延日久，反复发作，正气渐衰，疟邪假血依痰，结成癥块，居于胁下的一种病证。

6. 冷劳：指寒性虚劳。

7. 主客浑受："主"为正气，包括气血、阴阳、脏腑、血脉等；"客"指病邪，包括湿热病邪和痰瘀等病理产物。主客浑受指湿热病邪久留，在人体正气不足之时，与瘀血、痰湿等共同形成脉络凝滞的顽症。

8. 治外感如将：是指治疗外感病，医生要像大将军那样，胆大心细，速战速决，应当用峻药祛邪，务必速去。

二、判断题

1. √ 2. × 3. × 4. × 5. × 6. √ 7. √ 8. × 9. √ 10. √ 11. × 12. √ 13. √
14. √ 15. √ 16. √ 17. √ 18. √ 19. × 20. × 21. √ 22. × 23. √ 24. ×

三、单项选择题（A₁型）

1. D 2. B 3. B 4. A 5. D 6. B 7. C 8. E 9. A 10. C 11. B 12. A 13. C 14. C
15. B 16. C 17. B 18. D 19. D 20. E 21. A 22. E 23. D 24. D 25. A 26. B
27. B 28. D 29. D 30. A 31. C 32. E 33. A 34. C 35. B 36. B 37. A 38. B
39. A 40. A

四、单项选择题（A₂型）

1. D 2. D 3. E 4. C 5. A 6. C 7. E 8. B 9. A 10. E 11. C 12. C 13. C 14. B

15. C　16. B　17. E　18. E　19. E　20. D

五、多项选择题

1. AE　2. BD　3. ABCD　4. AD　5. BCD　6. BCDE　7. ACE　8. ABCDE

六、能力题

发病机制：外因是伏寒化温病邪，内因是阴精亏损，初起即见里热炽盛证候。涉及的相关条文有以下。

《素问·生气通天论》提出："冬伤于寒，春必温病"。《素问·金匮真言论》："夫精者，身之本也。故藏于精者，春不病温"。《素问·热论》："凡病伤寒而成温者，先夏至日者为病温，后夏至日者为病暑"。

《伤寒论·伤寒例》："冬时严寒，万类深藏，君子固密，则不伤于寒，触冒之者，乃名伤寒耳。其伤于四时之气，皆能为病，以伤寒为毒者，以其最成杀厉之气也。中而即病者，名曰伤寒。不即病者，寒毒藏于肌肤，至春变为温病，至夏变为暑病。暑病者，热极重于温也。是以辛苦之人，春夏多温热病者，皆由冬时触寒而致，非时行之气也"。

初起治疗原则：苦寒清热，宣郁透泄。

《三时伏气外感篇》："春温一证，由冬令收藏未固，昔人以冬寒内伏，藏于少阴，入春发于少阳，以春木内应肝胆也。寒邪深伏，已经化热，昔贤以黄芩汤为主方，苦寒直清里热，热伏于阴，苦味坚阴乃正治也。知温邪忌散，不与暴感门同法。若因外邪先受，引动在里伏热，必先辛凉以解新邪，继以苦寒以清里热"。

冲刺试卷（二）答案

一、词语解释

1. 四极急而动中：四肢极度浮肿，影响内脏而喘悸。急，肿急，形容极度浮肿。中，内脏，主要指心肺。

2. 头倾视深：即头低垂不能举，目深陷而无光。是髓海不足，神气衰微的表现。

3. 口不仁：即口中麻木，言语不利，食不知味。

4. 胸胁苦满：病人苦于胸胁满闷不适。

5. 胃反：指朝食暮吐、暮食朝吐，宿谷不化的病证。

6. 卒中恶：指因感受外来的邪气而突然发作的疾病。

7. 开泄法：是以苦（燥）、辛（化）、温（通）之法，宣展气机，泄化湿浊的方法。

8. 暑痫：小儿脏腑娇嫩，稚阴稚阳，若感受酷烈之暑邪，极易过卫入营，深入厥阴，热闭心包，引动肝风，出现身热、神昏、发痉等症，称为暑痫。

二、判断题

1. √　2. ×　3. ×　4. ×　5. √　6. ×　7. ×　8. √　9. √　10. √　11. ×　12. √　13. ×
14. ×　15. ×　16. ×　17. √　18. √　19. ×　20. √　21. √　22. ×　23. √　24. √

三、单项选择题（A₁型）

1. E　2. B　3. A　4. E　5. E　6. D　7. E　8. E　9. C　10. C　11. B　12. E　13. E　14. D
15. E　16. D　17. E　18. C　19. D　20. E　21. B　22. D　23. E　24. B　25. E　26. D
27. C　28. C　29. D　30. B　31. E　32. E　33. A　34. B　35. D　36. B　37. D　38. C
39. C　40. A

四、单项选择题（A₂型）

1. B　2. C　3. B　4. A　5. E　6. D　7. C　8. C　9. B　10. E　11. C　12. C　13. B　14. B
15. D　16. B　17. D　18. C　19. C　20. C

五、多项选择题

1. BCDE　2. ABCE　3. AD　4. AC　5. ABCE　6. AB　7. ACE　8. ABC

六、能力题

《温病条辨》："脉缓身痛，舌淡黄而滑，渴不多饮，或竟不渴，汗出热解，继而复热，内不能运水谷之湿，外复感时令之湿，发表攻里，两不可施，误认伤寒，必转坏证，徒清热则湿不退，徒祛湿则热愈炽，黄芩滑石汤主之。"

《温病条辨》："湿聚热蒸，蕴于经络，寒战热炽，骨骱烦疼，舌色灰滞，面目萎黄，病名湿痹，宣痹汤主之。"

《湿热病篇》："湿热证，胸痞发热，肌肉微疼，始终无汗者，腠理暑邪内闭。宜六一散一两，薄荷叶三、四分，泡汤调下，即汗解"。

《金匮要略》："病者一身尽疼，发热，日晡所剧者，名风湿。此病伤于汗出当风，或久伤取冷所致也。可与麻黄杏仁薏苡甘草汤。"

四者均属于湿证，均可出现身体疼痛、身热等症；均具有祛湿之功。

（1）黄芩滑石汤病机为湿热并重，困阻中焦，具有清化湿热、宣通气机之功。

（2）宣痹汤病机为湿热阻滞经络，浸淫肌肉，气血闭阻，具有清热利湿、宣通经络之功。

（3）六一散加薄荷方病机为湿热病初起，湿热郁于肌表，具有清热利湿，祛暑解表之功。

（4）麻黄杏仁薏苡甘草汤病机为风湿在表，郁而化热，具有解表祛湿，轻清宣化之功。

冲刺试卷（三）答案

一、词语解释

1. 大偻：曲背弯腰，不能直立的病证。

2. 尻以代踵，脊以代头：足不能站立和行走，以尻代之；头俯不能仰，背驼甚而脊高于头。尻，尾骶部。踵，足后跟。

3. 客气邪风：外至曰客，不正曰邪，指能够令人致病的不正常的气候。

4. 縶气：指水谷之气停积留滞，土壅侮木，肝气郁结的疾病。

5. 身瞤动：身体筋肉跳动。

6. 蛔厥：因蛔虫窜扰，气机逆乱而致的四肢厥冷。

7. 透热转气：指营分证治法，即在清营热，养营阴的基础上，加入轻清宣透之品使营分邪热透转出气分而解。

8. 暑瘵：由暑邪劫伤肺络引起，以骤然咯血、咳嗽为特征。因其状似"劳瘵"，故又称之。

二、判断题

1. ×　2. ×　3. √　4. ×　5. √　6. ×　7. ×　8. ×　9. ×　10. √　11. ×　12. ×　13. ×
14. √　15. √　16. √　17. √　18. ×　19. √　20. √　21. ×　22. √　23. ×　24. ×

三、单项选择题（A₁型）

1. B　2. D　3. D　4. E　5. A　6. A　7. C　8. B　9. E　10. C　11. C　12. B　13. B　14. B
15. A　16. B　17. C　18. C　19. B　20. D　21. A　22. E　23. E　24. C　25. D　26. B
27. D　28. C　29. E　30. C　31. C　32. C　33. D　34. E　35. C　36. E　37. B　38. D
38. B　40. C

四、单项选择题（A₂型）

1. C　2. E　3. B　4. A　5. D　6. D　7. C　8. C　9. C　10. B　11. C　12. B　13. D　14. E
15. E　16. A　17. C　18. A　19. C　20. B

五、多项选择题

1. ABCD　2. ABE　3. ABCDE　4. ABDE　5. ABC　6. ABCD　7. ABCDE　8. ABCDE

六、能力题

原文理解：《温热论》提到"若斑出热不解者，胃津亡也，主以甘寒，重则如玉女煎，轻则如梨皮、蔗浆之类。或其人肾水素亏，虽未及下焦，先自彷徨矣，必验之于舌，如甘寒之中加入咸寒，务在先安未受邪之地，恐其陷入易易耳。"意思是斑疹出现但热不解，若患者素体肾水亏虚，即便病邪尚未累及下焦，也要在甘寒药中加入咸寒之品滋补肾水，防止热邪深入下焦。

内涵阐释：这一观点强调在疾病尚未发展到特定阶段时，提前采取预防性治疗措施，以阻断病邪传变。体现了未病防病和既病防传的思想，"先"强调及时性，"安"强调阻止病邪传变以保障人体健康，"未受邪之地"指病邪尚未侵犯的气分、营分、血分或脏腑经络。例如温邪在卫分，若素体阳旺，治宜发汗兼清气，防温邪入气分；胃肠有积滞，温邪有入腑内结之势，治宜发汗兼通下，防温邪蕴结伤阴。

《金匮要略》治未病思想的内涵：《金匮要略》中"见肝之病，知肝传脾，当先实脾"是既病防变的重要论述。还提到"适中经络，未流传脏腑，即医治之。四肢才觉重滞，即导引、吐纳、针灸、膏摩，勿令九窍闭塞"，强调在疾病早期及时治疗。

内涵分析：①调养正气：认为人体正气是抵御外邪的关键，通过合理饮食、适度运动、良好心态等增强体质，预防疾病。如强调"养慎"，不令形体有衰，使病邪无由入其腠理。②防微杜渐：对可能引发疾病的早期症状或体征要高度关注并及时处理。如四肢才觉重滞时，就采用导引、吐纳等方法治疗，防止病情恶化。③顺应自然规律：注重人与自然环境的和谐统一，根据四季变化调整生活方式和饮食习惯，减少疾病发生。

辨证施治：在预防疾病时注重个体差异，针对不同人群、不同体质采取不同预防措施。如"见肝之病，知肝传脾，当先实脾"，是根据脏腑之间的传变规律，对可能受影响的脾胃提前进行调理，体现了辨证论治的特点。

《温热论》的"先安未受邪之地"继承和发展了《金匮要略》的治未病思想，二者都体现了中医注重预防、早期干预和整体观念的特点，对临床实践具有重要的指导意义。

冲刺试卷 （四） 答案

一、词语解释

1. 毛蒸理泄：皮毛被风热之邪所蒸而腠理开泄汗出。

2. 甚者从之：病势急，病情深重、复杂，疾病表象与病机不完全一致，用药当顺从疾病的假象而治，为从治法。

3. 喘家：指素有喘证之人。

4. 戴阳：因下焦虚寒，虚阳上浮而出现两颧潮红，乃假热之象。

5. 如水伤心：心主血脉，如水伤心，指水湿伤及血脉。

6. 伏饮：潜伏于体内，根深蒂固，难于攻除，伺机而发的一种饮病。

7. 白㾦：又称白疹。为突出于皮肤表面的细小白色疱疹，形如粟米，内含浆液，呈水晶色，一般多分布于颈、胸、腹部，头面部和四肢较少见。多为湿热邪气郁于气分，汗出不彻，致湿热郁蒸肌表而成。

8. 暑秽：夏月感受暑湿秽浊之气所致，以猝然闷乱、烦躁为主要临床表现的一种病证。

二、判断题

1. × 2. √ 3. × 4. √ 5. × 6. × 7. × 8. √ 9. × 10. √ 11. √ 12. × 13. ×
14. √ 15. √ 16. √ 17. × 18. √ 19. × 20. √ 21. √ 22. × 23. √ 24√

三、单项选择题 （A₁型）

1. A 2. B 3. C 4. C 5. D 6. B 7. D 8. C 9. A 10. C 11. B 12. D 13. C 14. D
15. C 16. C 17. C 18. E 19. B 20. C 21. C 22. C 23. A 24. B 25. A 26. D
27. C 28. A 29. C 30. C 31. C 32. C 33. C 34. A 35. C 36. A 37. D 38. B
39. C 40. B

四、单项选择题 （A₂型）

1. D 2. C 3. E 4. E 5. C 6. D 7. D 8. B 9. B 10. E 11. C 12. C 13. C 14. C
15. D 16. D 17. A 18. B 19. B 20. B

五、多项选择题

1. DE 2. ABCE 3. BD 4. ACD 5. ABC 6. AB 7. BCD 8. ABCDE

六、能力题

（1）原文依据：《温热论》"若其邪始终在气分流连者，可冀其战汗透邪，法宜益胃，令邪与汗并，热达腠开，邪从汗出。解后胃气空虚，当肤冷一昼夜，待气还自温暖如常矣。盖战汗而解，邪退正虚，阳从汗泄，故渐肤冷，未必即成脱证。此时宜令病者，安舒静卧，以养阳气来复，旁人切勿惊惶，频频呼唤，扰其元神，使其烦躁。但诊其脉，若虚软和缓，虽倦卧不语，汗出肤冷，却非脱证；若脉急疾，噪扰不卧，肤冷汗出，便为气脱之证矣。"中虽无直接明确阐述战汗机制的原文，但有"若脉急疾，躁扰不卧，肤冷汗出，便为气脱之证矣"等有关战汗后转归的描述，以及"可冀其战汗透邪，法宜益胃"等涉及战汗治疗的内容。

机制分析：当温热病邪侵袭人体，若治疗不当或病情发展，病邪"始终流连于气分"，此时正气虽有不足但尚未虚衰，能够奋起与邪气激烈交争。由于正邪交争剧烈，就会出现战汗现象。如《温热论》中提到的战汗，多为先全身战栗，甚至肢冷脉伏，这是正邪交争激烈，阳气被遏的表现；继而全身大汗，是正气奋起驱邪，邪气随汗而解的过程。战汗是疾病的转折点，若汗出后脉象虚软和缓，身凉，神清安卧，是正胜邪却，病邪外解；若汗出后脉象急疾，躁扰不卧，肤冷汗出，则为正气外脱的危重表现。

（2）原文依据：《伤寒论》太阳病篇指出"太阳病未解，脉阴阳俱停，必先振栗，汗出而解"（这条是《伤寒论》中的94条，虽未出现在大纲中，但为了更好的理解说明，故加于此），还提到"凡柴胡汤病证而下，若柴胡证不罢者，复与柴胡汤，必蒸蒸而振，却复发热汗出而解"。

机理分析：对于"太阳病未解，脉阴阳俱停，必先振栗，汗出而解"，是说太阳病在未解之时，出现寸尺之脉暂时停滞不见，这是因为阳气被郁遏，脉道闭塞。而阳气郁遏太甚，就会与邪气相争，正邪相争剧烈则出现寒战振栗，最后正胜邪退，汗出而解。《伤寒论》中还提到"凡柴胡汤病证而下，若柴胡证不罢者，复与柴胡汤，必蒸蒸而振，却复发热汗出而解"，说明在正气已虚的情况下，若仍有拒邪能力，正邪交争也会出现战汗而解的情况。

总之，无论是《温热论》还是《伤寒论》，都认为战汗是正邪交争的结果。《温热论》更侧重于温热病邪在气分引起的战汗；而《伤寒论》则从太阳病、少阳病等不同角度，阐述了在伤寒病过程中战汗发生的机理，二者相互补充，共同丰富了中医对战汗这一病理现象的认识。